相続破産を防ぐ

認定医療法人制度
活用のススメ

井元章二
IMOTO SHOJI

幻冬舎
MC

はじめに

認定医療法人制度の期限が迫っています。

認定医療法人制度は、出資持分なしの医療法人への移行を促進するための優遇措置です。この制度を正しく活用すれば、税制上のメリットが大きく、トータルで見れば支払う相続税に数億円の差がつくこともあるのですが、その期限が2026年12月31日までとなっているのです。

期限が迫っているなかで現在、出資持分ありの医療法人のうち約6割はこの制度を活用しておらず、出資持分なしの医療法人に移行していない状況です。その最大の理由は出資持分なし、つまり財産権を手放すことに対する恐怖心ですが、財産権を手放すのに加え経営からも身を引かなければならないと誤解している人は少なくありません。実は出資持分なしに移行しても、引き続き経営に参画できるのですが、そのことはほとんど知られていないのです。

私は、富裕層向けの資産コンサルタントとして、これまでに多くの医師に対して相続対策を指南してきました。そのなかで痛感したのは、１００床未満の小規模の医療機関や、クリニックにおいては、それぞれ顧問税理士がいるのにもかかわらず、正しい知識が提供されていないケースが非常に多いということです。自身で診療も行っている小規模の医療機関やクリニックの経営者が、相続の専門知識を身につけるのは簡単ではありませんので、税理士に任せること自体は当然のことといえます。しかし、一口に税理士といってもさまざまで、こと医師の相続対策となると、その特殊性ゆえに実務経験をもつ税理士は少なく、効果的な策を講じることができていないのです。

認定医療法人制度については特に、知識がなかったり誤解したりしている税理士が多数います。正しい知識を持ち合わせないまま、あるいは誤解したまま財産を相続したために、残された家族が高額な相続税の支払いに苦しみ、それがきっかけで破産に追い込まれるなどということにもなりかねません。

そこで本書では、多くの人が誤解している認定医療法人制度とはどのような制度なのか、正しい知識を整理しながら、そのメリットと出資持分なし医療法人に移行するうえでのポイントを分かりやすく解説します。また、私が多くの医師の相続をサポートしてきたなかから、認定医療法人制度を活用して税負担を軽減した事例もあわせて紹介します。これらの事例は、最初は出資持分なしへの移行をためらっていた人が、制度活用により多大なるメリットを享受したものばかりです。

本書が医療機関の相続破産を防ぎ、円満相続のきっかけになれば幸いです。

相続破産を防ぐ　認定医療法人制度活用のススメ　目次

［第3章］ 認定医療法人制度を活用して
持分なし医療法人に移行する19のポイント

［第1章］

認定医療法人制度の期限が迫っている 手を打たないと相続破産する⁉

相続対策を怠れば今までの財産と医療法人が失われる可能性がある

地域住民のために医療機関を長く存続させたい、そのためには次世代に財産をしっかり残してスムーズに承継したいというのは、医療法人の経営者であれば当然の願いです。

しかしその願いもむなしく、承継に失敗するケースは枚挙にいとまがありません。なかでも多いのは、医療機関の後継者が承継時に発生する多額の相続税を支払うことができず、相続破産に陥るケースです。

相続破産を防ぐために対策を講じなければならないのは分かっていても、目の前の患者を救うために日々の診療を優先する医師は多いと思います。また、診療以外にも医療機関を運営していくための日常業務は多岐にわたるため、相続対策は後回しになりがちです。

しかし、相続対策を後回しにすると、いざ相続が発生したときには手遅れとなり、残された後継者に多額の相続税が発生することになりかねません。結果的に、懸命に働いて築き上げた財産が失われることにもなります。場合によっては、医療法人を存続させることが難しくなるのです。

持分あり医療法人と持分なし医療法人の違い

医療法人を長く存続させるための相続対策を講じるにあたって、法人が「出資持分あり医療法人」か「出資持分なし医療法人」のどちらであるかを把握し、それぞれの違いを知っておく必要があります。現状把握をせずに適切な対策を怠ると、支払う相続税の差額が数千万から数億円に及ぶこともあるからです。

まず、出資持分あり医療法人とは、1950年に医療法人制度が始まって以降、最も一般的な医療法人の形式です。出資持分は株式会社にたとえれば持ち株にあたり、譲渡や相続が可能ですが、医療法人の利益が大きくなるにつれて膨大になるため、相続時に多額の相続税が発生する可能性があります。しかも出資持分は、現預金や有価証券とは違って換金性がありません。何も対策しなければ後継者が納税のために多額の現金を別途調達しなければならず、場合によっては相続破産や医療法人の解散につながってしまうのです。

一方、出資持分なし医療法人は、出資者が出資持分を持たない形式です。医療法人の利益は出資者に反映されず、譲渡や相続の対象になりません。出資者の資産は出資金以上に増えることはありませんが、出資持分あり医療法人のような多額の相続税の問題がなくなります。

２００７年の第五次医療法改正以降、出資持分あり医療法人の設立は禁止され、現在は出資持分なし医療法人しか設立できません。既存の出資持分あり医療法人については、そのままの形で存続が認められており、２０２３年時点では、医療法人の63・５％は出資持分あり医療法人なのです。

持分あり医療法人に重くのしかかる莫大《ばくだい》な相続税・贈与税

持分あり医療法人の出資持分が膨れ上がり、莫大な相続税がかかる一例として、図1に、1期目から40期目までの貸借対照表の図を示します。貸借対照表とは、法人の資産状況を示したもので、一般的に左側に資産、右側に負債と、資産から負債を差し引いた純資産を記載します。医療法人設立時は、基本的には純資産は出資金のみとなります。

1期目が終了すると、出資金のほかに医業収入などの利益のうち、法人税が差し引かれた分が、利益剰余金として積みあがり、これを毎期繰り返すことになると利益剰余金がど

［図1］ 医療法人1～40期目までの貸借対照表

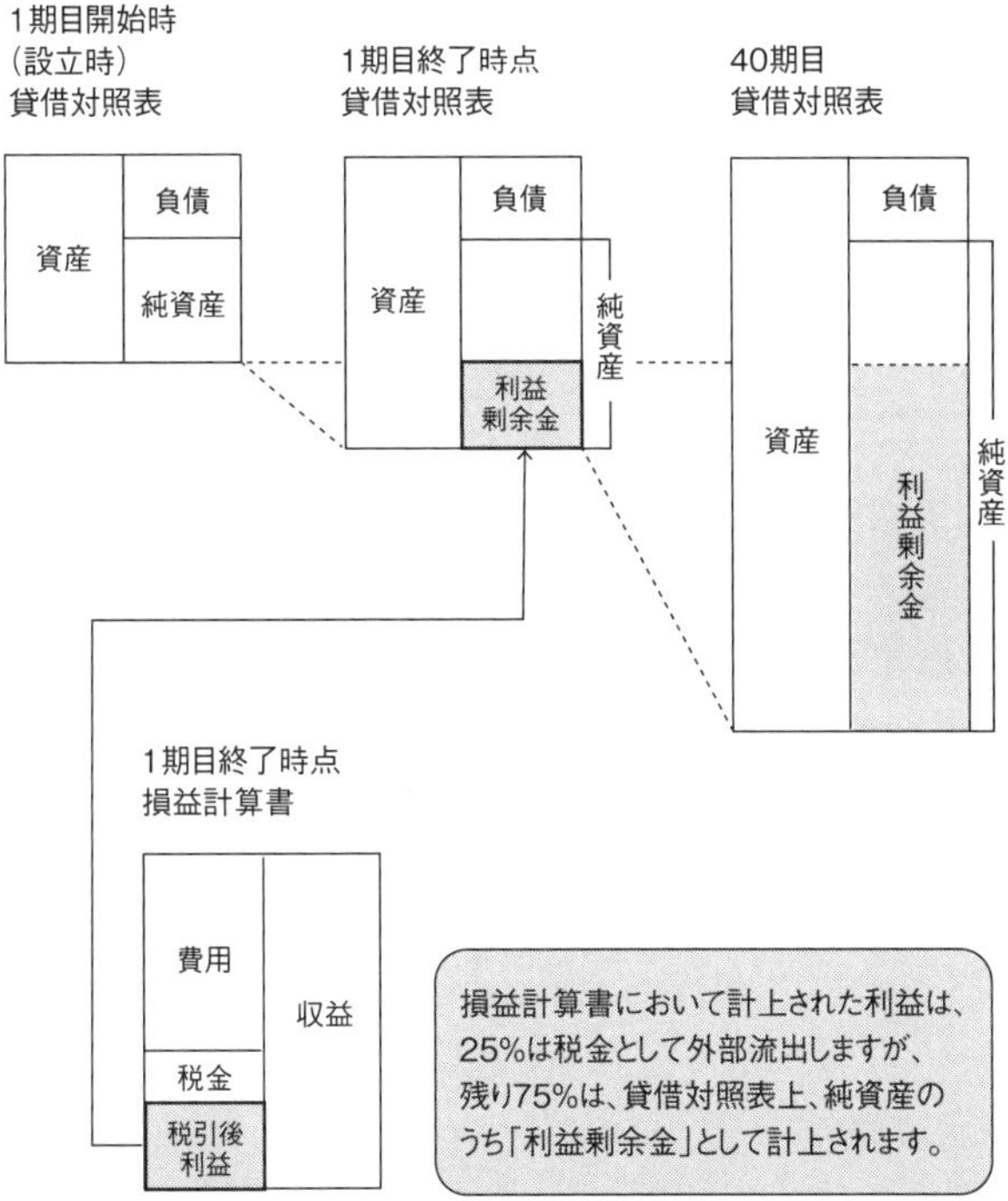

1期目から40期目まで、各年で計上された利益については、
貸借対照表上の「利益剰余金」として計上することになります。
（上記40期目貸借対照表を参照）

んどん蓄積されていきます。

出資持分は株式と大きく違い、利益を配当として吐き出すことができません。医療法人は、株式会社と違って非営利的な性質を有するとされているため、医療法第54条で剰余金を配当することを禁止しています。その結果、利益剰余金が膨れ上がっていく一方になるのです。

以上のことから、業歴が長い医療法人ほど出資持分の評価額は高くなりがちです。持分あり医療法人の場合は、この利益剰余金が出資者の財産となってしまうため、換金性がないにもかかわらず、相続時に莫大な相続税がかかってしまうのです。一方、持分なし医療法人であっても、貸借対照表自体は変わらないのですが、利益剰余金が出資者の財産に反映されるわけではありません。そのため、相続が発生しても利益剰余金に相当する出資金の評価額に対する相続税が発生しないという仕組みになっています。

例えば医療法人設立当初は出資金が１０００万円だったとしても、相続時に出資持分評

［図2］　出資持分評価額のイメージ

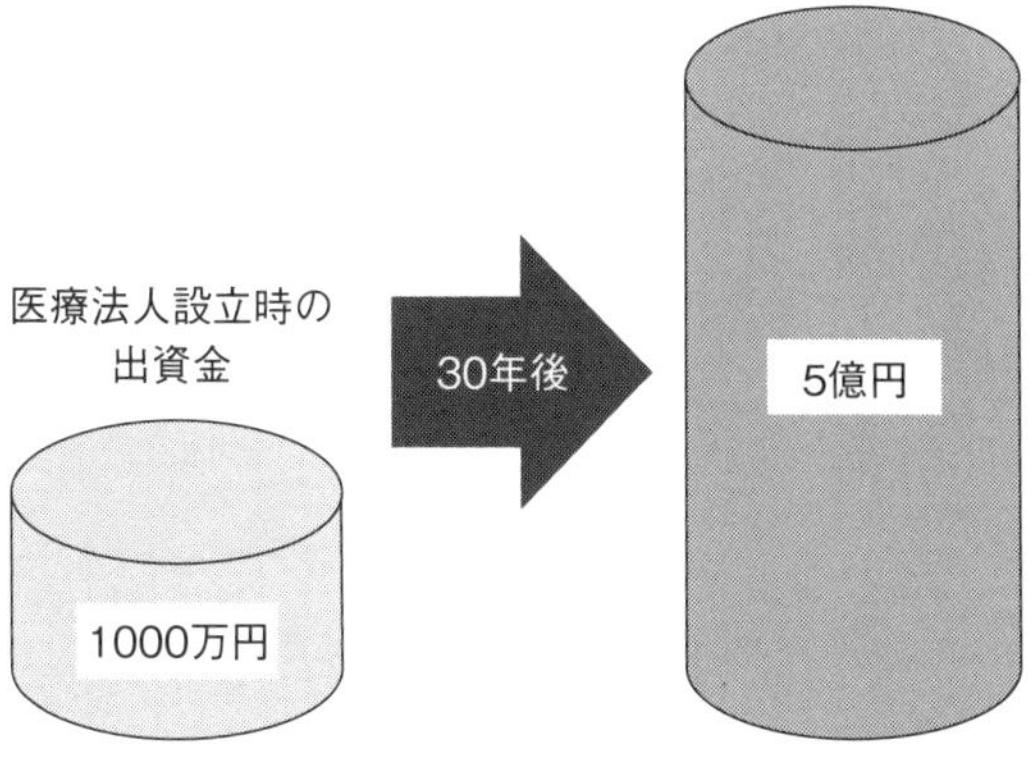

価をしてみたら5億円になっていることは珍しくありません（図2）。50倍に価値が膨らんでいることになりますが、決して大げさなことではなく、長く順調に医療法人を経営していれば、十分あり得る話です。場合によっては、出資持分評価額が10億円を超えていることもあります。

後継者に5億円の価値がある出資持分を相続する場合、法定相続人が子1人なら1億９０００万円の相続税をキャッシュで用意しなければいけません。10カ月の納付期限までに支払うことができなければ、延納という相続税を分割で支払う手もありますが、延納利子税がかかります。多額な相続税を考えると、決して安い利子ではありません。延納でも支払いが難しければ、不動産や車や貴金属などの物品で納める物納という方法があります。しかし、こちらも利子税がかかりますし、物納財産を国が収納する価額は相続税の課税価格になります。不動産については小規模宅地の特例を適用する場合は適用後の価額になるので、思った以上に低いことが多いです。また、延納、物納に関しては、以前より承認されにくくなっている点に注意が必要です。「子どもの学費があるから延納したい」という理屈は今では通りません。小銭まで残らず納税して、それでも足りないという状態でなければ、延納や物納は認められないので、安易に利用を考えるのは控えたほうがいいでしょう。

もちろん、相続ではなく、生前贈与で出資持分を譲渡するという手もあります。しかし、一度に生前贈与してしまうと55％の贈与税がかかり、２億６７９９万５０００円の負担となります。相続税、贈与税いずれにしても、後継者が支払うことは、かなり困難な額です。

「うちのような小規模の診療所では関係ない話だ」

「ここ数年赤字が続いているから、出資持分の評価額は高くないだろう」

といった人も多いですが、実はそんなことはありません。私の顧客は大病院より小規模の診療所やクリニックを経営する人が大半ですが、ほとんどの場合、出資持分の評価額が数億円を超えています。

現在の持分あり医療法人は、２００７年以前に設立されたものであるため、最低でも17年は経過しています。経営危機になるほどの赤字経営であれば話は別ですが、年数が経過するほど内部留保は大きくなっている傾向があります。おそらく赤字経営の期間が２～3年程度では、出資持分の評価額はそこまで下がるとは考えられません。事業規模や経営状態にかかわらず、まずは現在の出資持分の評価額を計算してみることが大切です。

出資持分の払戻請求で病院経営が危機に陥ることも

複数の出資者がいて出資持分が分散している場合は、さらに厄介な問題が起きやすくなります。出資持分の評価額が十分上がった頃に、出資者から払戻請求される可能性があるからです。開業医の父が10億円の出資持分を持っていたとして、亡くなったあとに２人の兄弟が5億円ずつ相続するとします（図３）。長男は医師で、父の医療法人の後継者となりましたが、次男は非医師です。

［図３］　医師と非医師の子が出資持分を相続した場合

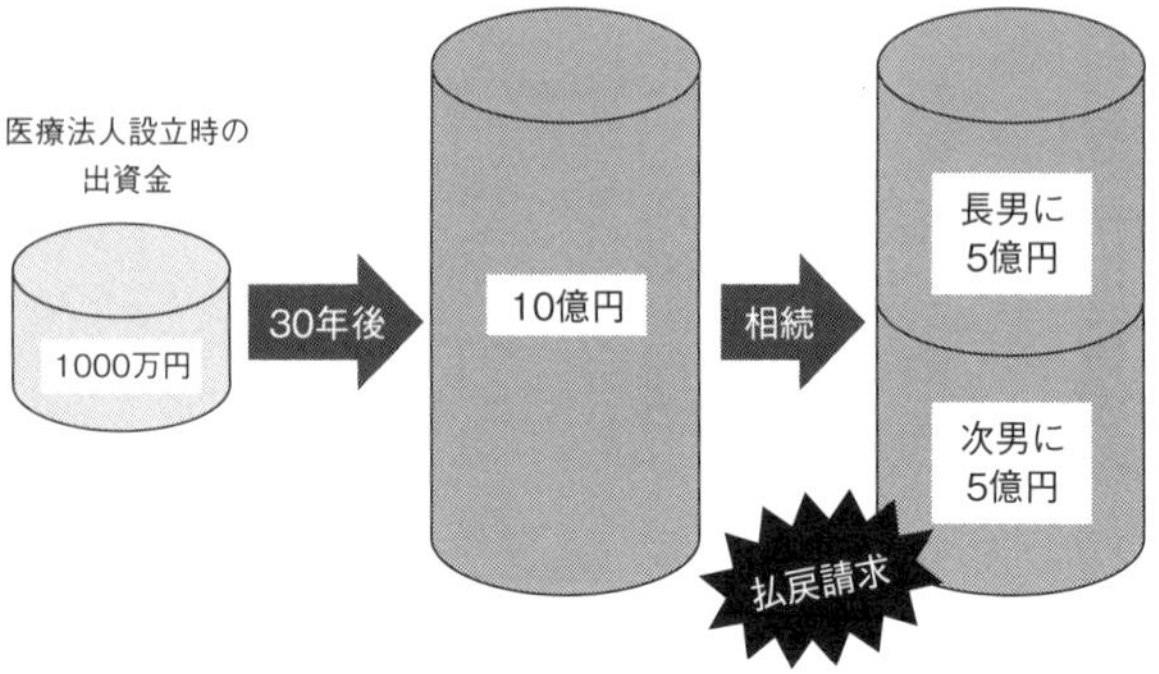

非医師の次男にしてみれば、配当が出ない出資持分は何の旨味もありません。何かある都度、決議に参加しないといけない煩わしさがあるだけです。ほぼ間違いなく、次男は長男に対して払戻請求をしてくるでしょう。つまり、医療法人は5億円で出資持分の払戻請求を受けないといけません。金融機関が融資してくれればいいですが、必ずしも融資が通るとも限りません。払戻請求によって一気に5億円を失うことになれば、医療法人の経営が傾くこともあります。

なお、長男に10億円分の出資持分をすべて相続させるとしても、今度は遺産相続に偏りが生じてしまいます。この場合、次男には**遺留分**の主張が認められます。**遺留分**とは、最低限遺産を相続できる割合のことで、遺留分に相当する金銭を請求することを遺留分侵害額請求といいます。相続人が長男と次男だった場合、次男が遺留分を主張できる割合は1／4になります。遺留分侵害額請求が認められた場合、長男は自分のポケットマネーから次男に2億5000万円を支払わなければいけませんので、「これだったらもう辞めたほうがいい」と医療法人を解散することも考えます。M&Aでうまく売却できればまだいいですが、多額の相続税で困っている医療法人は、安く買いたたかれる傾向にあります。

もう一つ例を挙げると、医療法人設立時に、院長と妻がともに出資したような場合も注意が必要です。例えば、設立時に1000万円ずつ出資したとして、20年後に5億円ずつになったとします（図4）。そのタイミングで夫婦が離婚するとなった場合、間違いなく妻は出資持分の払戻請求をしてくるでしょう。

つまり、きょうだい間のトラブルや離婚が原因で医療法人の経営が大きく傾いてしまうことが十分起こり得るのです。特にきょうだい間や夫婦間のトラブルは金銭面だけでなく感情の面でもぶつかり、話がこじれやすくなります。現在、持分なし医療法人しか設立で

［図4］ 医療法人に出資した院長と妻が20年後に離婚した場合

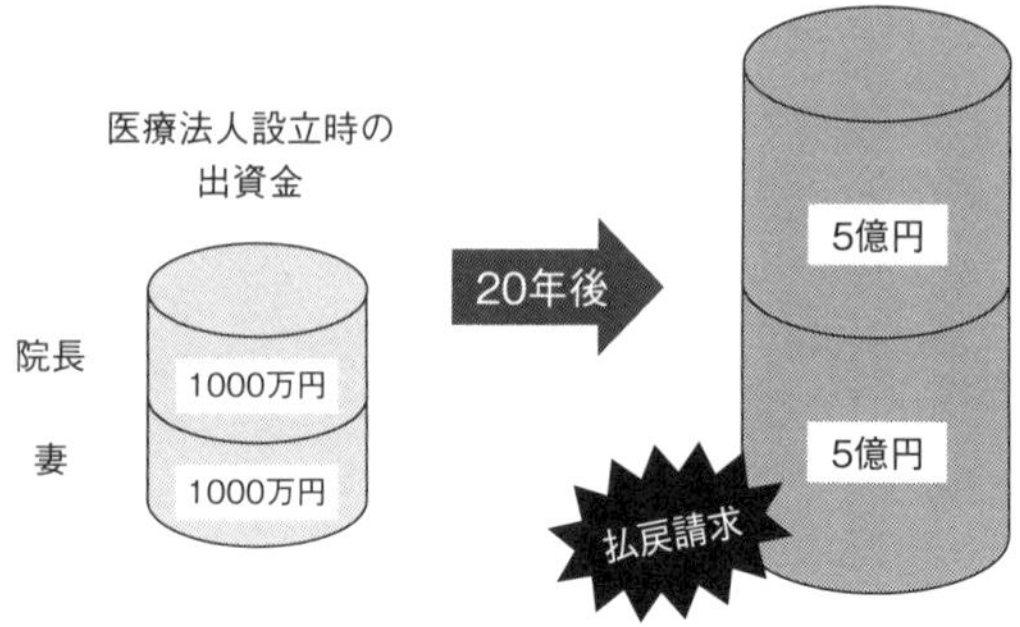

きないようになっているのは、出資持分によるトラブルで地域医療の存続が危惧されたためです。

しかし、持分なし医療法人は、第五次医療法改正時は「解散したら財産が国に没収される」などデメリットばかりが強調されてきました。実は十分対策ができるのですが、医療法人の相続・承継に詳しい税理士が少なかったこともあり、ほとんど知られていませんでした。そのため、医療法改正前に、駆け込みで持分あり医療法人が多数設立されたくらいです。

出資持分の権利そのものを放棄してしまえば、医療法人がいくら儲けても相続財産にはならないので、相続税が多額になる事態は回避できます。また、払戻請求を起こされる心配もありません。

今動かないと認定医療法人制度の期限に間に合わない可能性がある

このように、持分あり医療法人の出資持分には、多額の相続税・贈与税の支払いや払戻請求リスクなどがあります。このような事態を避けるには、一見すると持分なし医療法人へ移行したほうが良さそうです。実は、認定医療法人制度ができる前からも、持分あり医療法人から持分なし医療法人への移行は可能でした。しかし、認定医療法人制度を活用せずに持分なし医療法人に移行しようとすると、一つ大きな問題が発生します。

持分なし医療法人に移行するということは、税務上は出資持分が出資者から医療法人に贈与されたことになります。つまり、医療法人が出資者の持分放棄により経済的利益を得たことになり、みなし贈与税がかかってしまいます。みなし贈与とは、直接的な贈与でなくても実質的に贈与とみなされる行為のことです。

つまり、結局は持分ありのまま相続税がかかるか、持分なしに移行して贈与税を支払うかの違いでしかありません。場合によっては、持分なし医療法人に移行した際のみなし贈与税のほうが高くなってしまうこともあります。それでは、持分なし医療法人への移行が進むわけがありません。

そこで、持分なし医療法人への移行を推進したい国が始めた制度が、認定医療法人制度です。認定医療法人制度を活用して持分なし医療法人に移行すると、みなし贈与税がかかりません。具体的には、厚生労働省の移行計画の認定を受けてから5年間は、相続・贈与が発生したとしても相続税・贈与税の支払いは猶予されます。猶予期間である5年以内に持分なし医療法人に移行すれば、みなし贈与税は免除されるというのが認定医療法人制度です。例えば5億円の評価額の出資持分であれば、2億６７９９万５０００円もの贈与税が免除されることになるのです。

認定医療法人でもう一つ重要な点が低金利の融資制度です。持分なし医療法人に移行する際、全員が持分放棄する必要がなく、一部払い戻しすることが可能です。現状、認定医療法人制度を活用している医療法人の約1割は、出資持分の一部払い戻しを行っています。ただ、その際は億単位の莫大なキャッシュが必要になることがあります。しかし、認定医療法人制度を活用すれば、最大2億５０００万円まで貸し付けを受けることができます。出資者のなかで出資持分の一部払戻請求があった際にも、医療法人の経営に支障をき

［図５］　**認定医療法人制度の流れ**

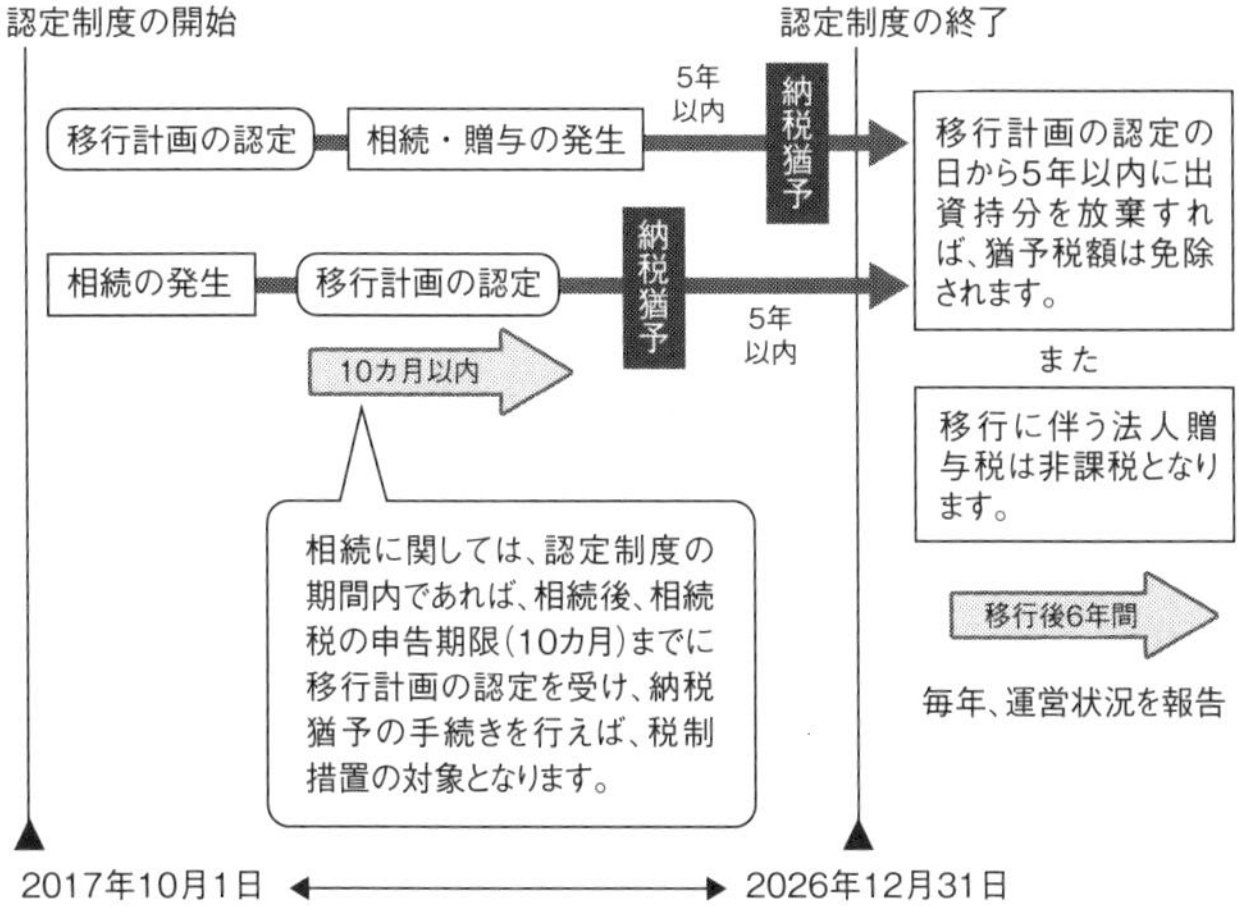

出典：厚生労働省『「持分なし医療法人」への移行促進策（延長・拡充）のご案内』

たすことなく払い戻しをすることができます。トラブルなく、スムーズに持分なし医療法人に移行したいなら、認定医療法人制度はとてもありがたい制度です。

　認定後は５年間猶予があるので、持分なし医療法人への移行の準備にじっくり取り組むことができます。まずは医療法人の出資持分を評価して、必要であれば移行計画の認定手続きを行うことが必要です。移行計画の認定を受けるには、一定の要件を満たす必要があり、申請すれば１００％通るものではありません。実際に、認定医療法人制度を知った段階で、移行計画の認定要件を満たさない医療法人も少なくありません。認定要件に抵触していれば、その場合は認定要件を満たすように調整していく必要があります。

しかも、認定のタイムリミットは２０２６年12月31日に迫っています。認定医療法人を活用したいという方は、今すぐにでも専門家の力を借りて動き出さないと間に合わなくなる可能性があります。

また、移行計画の認定を受ける前に相続が発生した場合は、相続税の申告期限となる10カ月以内に移行計画の認定を受けなければいけません（図５）。財政状況や体制などにもよりますが、認定医療法人の認定要件を満たすためには、10カ月では余裕があるとは言えません。移行計画の認定を受けたあとであれば、５年間の猶予があります。認定医療法人制度のタイムリミットにかかわらず、相続対策を考えている方は今すぐ出資持分を評価して動き出すべきです。

認定医療法人制度を活用して持分なし医療法人に移行した場合の税額計算例

実際に、認定医療法人制度を活用して、持分なし医療法人に移行した際、どれだけ相続税が軽減されるか具体的に計算してみます。ある医療法人の院長が、2億円の出資持分（出資金１０００万円）とその他1億円、合計で3億円の相続資産を持っていたとします。法定相続人は1人とします。

持分あり医療法人のまま、相続が発生した場合の相続税額を計算してみると、９１８０万円もの相続税が発生してしまいます。

莫大な相続税負担となることに気づいた院長は、認定医療法人制度を活用して持分なし医療法人に移行しようと考えます。しかし、移行計画の認定手続きを済ませてからすぐ、院長は持病で亡くなりました。その後、5年間の移行期限内に出資持分をすべて放棄して、持分なし医療法人へ移行したとします。

この場合、出資持分のみを相続した場合の相続税額となる４８６０万円が免除されます。つまり、先ほどの９１８０万円から免除額４８６０万円を差し引いた、４３２０万円が納税額となります（図6）。

また、持分なし医療法人に移行したあとに院長が亡くなった場合は、すでに出資持分は放棄しているので、相続資産は1億円だけになります。そのため、相続税の納税額は

［図６］　**移行計画の認定後に相続が発生した場合の相続税**

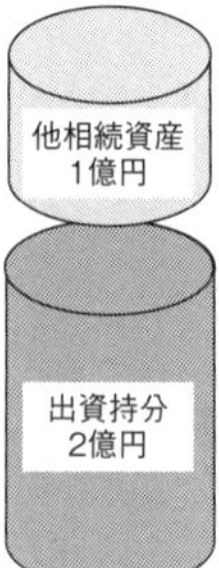

②出資持分2億円

（1）課税資産
2億円－基礎控除＝2億円
－（3000万円+600万円×1人）
=1億6400万円

（2）税額計算
1億6400万円×相続税率
－控除額＝1億6400万円
×40%－1700万円
＝ **4860万円**
（免除される相続税）

①合計の資産総額3億円

（1）課税資産
3億円－基礎控除
＝3億円－（3000万円
+600万円×1人）
=2億6400万円

（2）税額計算
2億6400万円×相続税率
－控除額＝2億6400万円
×45%－2700万円
＝ **9180万円**

③合計の納税額

9180万円－4860万円
＝ **4320万円**

［図７］　**認定医療法人制度を活用して持分なし医療法人へ移行した場合の相続税**

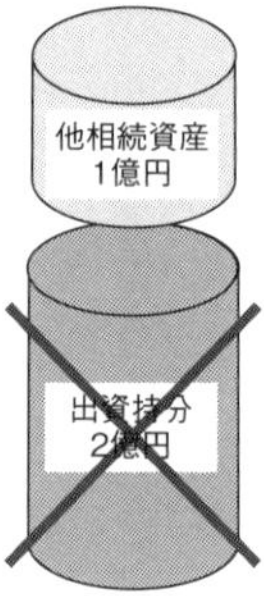

①他相続資産の納税額

（1）課税資産
1億円－基礎控除
＝1億円－（3000万円+600万円×1人）
=6400万円

（2）税額計算
6400万円×相続税率－控除額
＝6400万円×30%－700万円
＝ **1220万円**

１２２０万円です（図７）。つまり、持分あり医療法人のまま相続した場合、認定手続きを行わない場合は７９６０万円（認定後は３１００万円）もの相続税の差が出ています。

つまり、相続が発生する前にゆとりをもって持分なし医療法人に移行しておくことが理想です。

Ｍ＆Ａでも持分なし医療法人が有利なことが多い

出資持分の問題は、親族間の医業承継だけでなく、第三者承継で行われるＭ＆Ａでも大きく影響します。Ｍ＆Ａは、希望者に医療法人を買い取ってもらうことで医業承継する方法です。医業承継した元の院長は、売却差益を受け取ることができます。ひと昔前はＭ＆Ａというと一般企業が多く、医療法人はまだまだ少なかったのですが、近年は増えてきています。次のような場合は、早い段階でＭ＆Ａなど院長の出口戦略を検討しておく必要があります。

・医師の子どもがいない
・医師の子どもがいるが診療科目は異なる

・医師の子どもがいるが医療法人を継ぐ意思がない
・現在の診療所・クリニックで後継者候補がいない

特に医療業界では、一般企業に比べても後継者不在率が高い傾向にあります。帝国データバンクの全国「後継者不在率」動向調査（２０２３年11月21日）によると、医療業の後継者不在率は、65・３％と、全業界平均の53・９％より高い水準となっています。

さらに、最近は医師の子であっても医学部に進学しないケースが増えてきました。医師になったとしても診療科目が異なったり、勤務医を希望していたりすることも少なくありません。こういった場合は、Ｍ＆Ａか解散を検討することになります。医療法人を閉院・解散する場合はＭ＆Ａのように売却差益を得られないばかりか、１０００万円以上のコストがかかってしまいます。つまり、自分の利益のためにも地域医療を存続させるためにも、解散よりＭ＆Ａを優先したほうがメリットは大きいのです。ただ、持分あり医療法人のＭ＆Ａにするか、持分なし医療法人のＭ＆Ａにするかはよく考えなければいけません。

医療法人の理事長とＭ＆Ａについて話をすると「持分なし医療法人にしたら価値がなく

なりませんか？」と聞かれることがたいへん多いです。ただ、これには大きな誤解が含まれています。たしかに、出資持分を放棄することで財産権はなくなるのですが、これまで積み上げてきた内部留保を受け取れないわけではありません。例えば、１０００万円の出資で設立した医療法人が、30年後に評価額が５億円になっていたとします。この５億円の価格を医療法人の売買価格として売却すると、買い手個人が出資金の１０００万円を買い取ることになります。しかしだからといって残り４億９０００万円がなくなるわけではありません。残り４億９０００万円は理事長や理事の退職金の一部として買い手側が負担すれば良いのです。

持分ありの場合は出資金を個人が５億円で買い取ることになるので、譲渡益が４億９０００万円となり20％の９８００万円の譲渡課税を支払うことになります。

持分なしに移行した場合は、５億円の売買価格とした場合に理事長や理事への退職金として受け取ればよいのです。

譲渡税と退職所得に伴う所得税については、売買金額や理事の人数などの諸条件を加味しないとどちらの手取りが多くなるかは分かりません。ただ持分なしに移行したからといって病院・診療所の価値がなくなると考えるのは間違っているのです。

しかも、退職金として特別損失を計上すれば、多くの医療法人は、その期は赤字にでき、赤字はその期以後9年間は繰り越すことができます。つまり、医療法人を買い取った開業医は、翌年以降数年間は法人税を減税できるのです。しかも、退職金の支払いのために、医療法人が金融機関から資金調達した場合は、利息も経費にできます。持分ありの場合は、個人で買い取ることになってしまうので、このような対策ができません。個人で出資金の買取のための融資を受けた場合、支払い利息は経費にできないのです。

つまり、持分なし医療法人に移行してもM&Aは可能で、むしろメリットが大きくなるケースも考えられます。ただ退職金が高額で適正とみなされない場合は退職所得とはならないと否認されるケースがある点は注意しなければいけません。

また、M&Aは、財務状況や法務面・労務面と総合的な観点で、売却方法を考える必要があります。譲渡価格の査定など、医療法人のM&Aに特化した専門家の力を借りながら進めていかなければいけません。しかし、持分なし医療法人に移行して売却する際も、積み上げてきた利益が没収されるわけではない点は理解できたと思います。

認定医療法人への移行が進んでいない背景

親子承継にしても、M&Aにしても、まずは認定医療法人制度の認定を受けることが重要です。持分なし医療法人に移行するかどうかは、移行計画の認定後にじっくり考えればいいのです。

医療法人の相続・承継ではとても重要な話ですが、認定医療法人制度自体があまり知られていません。うっすらと聞いたことがあったとしても、出資持分の評価額についても把握している開業医が少ないのが現実です。

これは、日々の診療で多忙な開業医が、並行して相続対策を考えることが非常に負担である点が大きいです。忙しい人ほど、将来のことは後回しにしがちです。「患者の診察、治療で手いっぱい」「今の診療所を維持するだけで精いっぱい」となってしまい、相続対策がどんどん後回しになってしまっているのです。

加えて、持分なし医療法人には多くの誤解があるという点も、認定医療法人の活用が進んでいない原因です。認定医療法人制度の話をすると、多くの開業医から返ってくる言葉が「財産権を失いたくない」「国に没収されるのは嫌だ」ということです。しかし、これは残余財産を残したまま解散した場合の話です。役員報酬や退職金などの対策で、数年間かけて医療法人の残余財産を払い出して、空っぽの医療法人にすれば大丈夫です。役員報酬や退職金が不当に高額にならないようにするなど、注意して財産を吐き出さないといけないのは事実ですが、不可能ではありません。それにもかかわらず、持分なし医療法人のネガティブなイメージだけが一人歩きしてしまっているのです。

実際にインターネットで検索して持分なし医療法人について調べてみると、ほとんど情報がありません。あったとしても、「解散時に残余財産が没収される」という印象を強く与えているだけに思えます。

相続・医業承継に詳しい専門家は多くはない

医療法人の顧問税理士の多くは、相続・医業承継の経験が豊富ではありません。もちろん知識・経験ともに精通している税理士はいますが、割合は少なく特に小規模の診療所やクリニックでは、その傾向が強いです。ただ、考えてみれば当たり前の話で、これまで所得税や法人税の仕事ばかりやってきた税理士に、相続対策の話をしても無理な話です。しかも、一般企業と異なる出資持分という独自の仕組みを持ち、税法や民法のほかに医療法も絡んでくる医療法人であればなおさらです。

たとえるならば、内科医に難しい開頭手術をさせるようなものです。内科のクリニックで難しい手術が必要と判断したら、可能な病院を紹介するはずで、自分で手術することはありません。それと同じことで、顧問税理士が相続の専門家とは限りません。内科医が無理に難しい手術をすると患者の命に関わるように、相続に詳しくない人に対応させると、失敗する確率が高くなるのは当然です。

実際、ほとんどの税理士が得意とするのは法人税や所得税のような決算業務の分野です。一方、このような税理士の大半は、相続税や贈与税などの「資産課税」を扱うケースが少ないのです。税理士試験でも、相続税法は所得税法や法人税法と違って必須科目ではないので、知識不十分な税理士もいるのも仕方ないと思います。

加えて、相続・承継問題は個別性が強く、さまざまな条件・要素によって内容は異なってきます。家族構成、おのおのの人間関係、医療法人の規模、資産の種類や総額、住んでいる地域、出口戦略……さまざまな要因が絡み、おのおので最適解が変わってくるのです。とても一度や二度の経験だけでは十分対応できるものではなく、高度な専門性と経験が求められます。その割には毎年発生する法人税や所得税と違って、資産課税の仕事は継続的な仕事にはなかなかつながりません。このような事情があり、相続・承継問題はほったらかしにされやすい実態があります。

顧問税理士との付き合いが長い人ほど、相続に関することも同じ税理士に依頼する傾向にあります。特に地方の人ほど、地元の税理士事務所との付き合いを大事にする傾向がありますが、相続・承継問題に対応できるかどうかは別問題です。もし、相続問題に関して動きが鈍い、経験がなさそうであれば、別の専門家を探したほうがいいでしょう。

注意しなければいけないのは、もちろん顧問税理士だけではありません。相続・承継にはさまざまな専門家の力が必要になります。例えば、医療法人のＭ＆Ａのケースは、現在増えていますが、仲介業者選びには注意が必要です。もちろん、親身になって売り手・買い手双方の立場で最適な形でマッチングできる優秀な仲介業者も少なくありません。一方、高額な成功報酬を得たら終わりといわんばかりに、相手の立場を考えることなく、強引にＭ＆Ａを進める仲介業者もいるのも事実です。しかも、売買が成立したら仲介業者の仕事は終わりなので、その後トラブルや困ったことが起きても関わってくれません。

相続・医業承継の成功のカギは、士業などの専門家選びになります。周りに医療法人の相続や承継問題に詳しい専門家がいないなら、誰が多くの情報を持っているか、有益な情報はどこで手に入るのかを調べる必要があります。認定医療法人制度の期限が迫っていることを考えると、早めに動いたほうが良いと思います。

以前は、地方と都会で情報格差がありました。今でも完全になくなったとは言えませんが、オンラインセミナーや勉強会が増えて、格段と情報を取りやすくなっています。以前は都市部に行かないと参加できなかったセミナーや勉強会が、今では診療所や自宅で受講でき、質問や相談もできます。情報収集という点では、地域によるハンディキャップはほとんどありません。

一方で、何を選んだらよいか分からないほど情報が溢れている点は注意が必要です。今では地方に住んでいても情報が溢れて、何を信じて選んだらよいか分からない時代です。多種多様な情報には、自分に合わない情報やウソの情報も少なくありません。そのため、自分に最もふさわしい情報はどれなのかを選択する目が必要となってきます。

重要なポイントは、相続・医業承継に詳しいことに加えて、長い目で付き合える専門家と一人でも出会えることです。相続・医業承継時だけでなく、医業を承継したあとも後継者と長く付き合ってサポートしてくれるか。顧客と長く付き合おうとしたら、信用を落とすことはできないので、結果的に医療法人が損をする提案はできません。生命保険や不動産などを有効活用して、どのように資産を残し、医療法人を存続させるかといったことに視線を向けるはずです。実際に、2代、3代と医療法人を守ろうと考えたら長く付き合ってサポートしなければいけません。単発的な手数料だけを請求して終わりではなく、「これからも一緒に最適な方法を考えていきましょう」という人と出会うのがいちばんです。

認定医療法人制度を自分の資産や家族、地域医療を守るきっかけとする

多額の相続税、出資持分の払戻請求……。このまま医療法人の出資持分の問題を放置しておくと危険ということが分かったと思います。場合によっては、数億円単位の税金負担になるので、本書のタイトルにある「相続破産」という言葉は決して大げさではありませ

ん。今まで一生懸命に働いて貯めたお金が多額の相続税で消えてしまい、医療法人の存続もできないと考えるといたたまれない気持ちになります。

問題を放置せずに出資持分の問題を解決すれば、家族に資産を残すことができ、医療法人を存続させることができます。無駄な相続税を支払うことなく医療法人のお金を残すことができれば、設備投資やスタッフ採用、内装の修繕、分院展開などに回すことができます。2代、3代にわたって地域医療の発展に貢献できるでしょう。もちろん、自分が引退するときは、何も心配することなく悠々自適な余生を送ることができます。

もちろん、税金を払うことは重要なことです。過去に出会った医師で、「私の税金で世の中が良くなるなら、それでよし」と言っていた人がいて、頭の下がる思いがしたことがありました。しかし、本来払わなくてよい多額の相続税で、家族や医療法人を守れないことになれば本末転倒です。

認定医療法人制度は、相続問題をスムーズに解決して、家族や医療法人を多額の相続税・贈与税から守る絶好の機会ですが、期限がすぐそこまで迫っています。

［第2章］

多くの人が持分なし医療法人を誤解している認定医療法人制度の基礎知識

持分なし医療法人への移行に対する7つの誤解

医療法人の相続・医業承継に詳しい専門家が少ないこともあり、多くの開業医が持分なし医療法人に対して誤解しています。

最近、ある開業医に「顧問税理士に持分あり医療法人と持分なし医療法人のメリット・デメリットを聞きましたか？」と確認しましたが、「聞いていない」という答えでした。おそらく、相続についてあまり詳しくない顧問税理士だったのだと思います。そこで、私は認定医療法人制度のことを伝えましたが、開業医は「財産権を取られては困る」と難色を示していました。対処方法があることをしっかりと教わっていないのです。

誤解を持ったまま「持分なしにはできない」と認定医療法人を活用せず、期限が過ぎてから気づいても遅いです。持分なし医療法人に対するよくある誤解を整理します。

［誤解①］解散したら築いた財産を没収される

持分なし医療法人は、これまで「財産権がなくなる」「解散したら国に没収される」とデメリットばかりが強調されてきました。たしかに、出資持分がないということは払戻請求権・残余財産請求権がないので、解散したら残余財産は国のものになってしまいます。しかし没収されるのは医療法人のなかにお金が残っていた場合の話で、解散までに残余財産をなくしていけば大丈夫です。実際、私は解散した持分なし医療法人の残余財産が国に帰属して大損したという例は聞いたことがありません。

持分なし医療法人が解散する際は、理事長や理事などへの退職金、建物や内装、医療機器、棚卸資産の廃棄などを行います。ただ、退職金については、不当に高額と判断されない額で支払わないといけないので、残余財産が完全にゼロにならないことがあります。そのため、役員報酬を前もって増額しておいて、残余財産を吐き出す対策がよく取られます(図8)。ただ、役員報酬についても目安となる上限がありますし、今度は所得税が高くなります。長い時間をかけて医療法人の残余財産を吐き出す対策を検討・実行していかなければなりません。

これは持分あり医療法人が出資持分評価額を減らして後継者に移転しやすくする対策と

［図８］　持分なし医療法人の残余財産の吐き出し

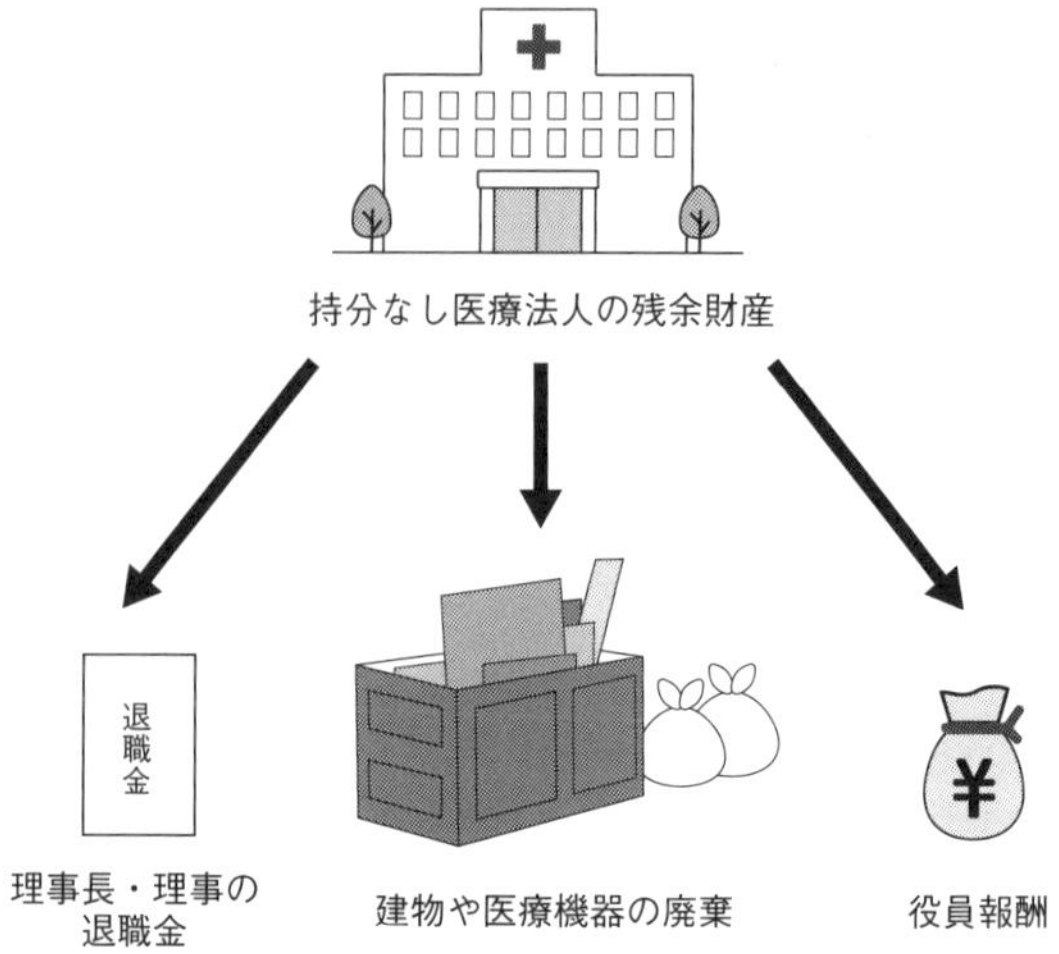

ほとんど一緒です。拙著『相続破産を防ぐ医師一家の生前対策』を読んだ人はピンと来たと思います。役員報酬などで長い時間をかけて対策していく必要はありますが、仕組み自体は複雑ではありません。持分なし医療法人にすると国に財産が没収されるという心配はほとんど必要ないことは覚えておいてください。

［誤解②］移行計画の認定手続きが複雑

認定医療法人の移行計画の認定手続きについて、面倒くさくて複雑そうに感じると思います。たしかに、日々の診療の合間を縫って自分たちで手続きをするのは容易ではありません。ただ、手続き自体は税理士などの専門家にやってもらえばいいだけです。認定手続きのコストは、削減できる相続税・贈与税や出資持分の払戻請求に比べたら微々たるものです。そもそも医療法人を設立した際も、税理士に依頼して手続きをしてもらったはずです。必要以上に無駄な税金を払うくらいなら、お金を払って任せられるところは任せていくべきです。

ただ、移行計画の認定手続きを行うためには、役員や社員体制の確認・整備をして、8つの認定要件を満たす必要があります。意外と役員や社員体制に不備があるケースが少なくないので注意が必要です。

［誤解③］出資持分を放棄すると議決権がなくなる

「出資持分を放棄すると、議決権がなくなってしまう」と誤解している人は多いですが、

［図9］　株式会社と医療法人の議決権の違い

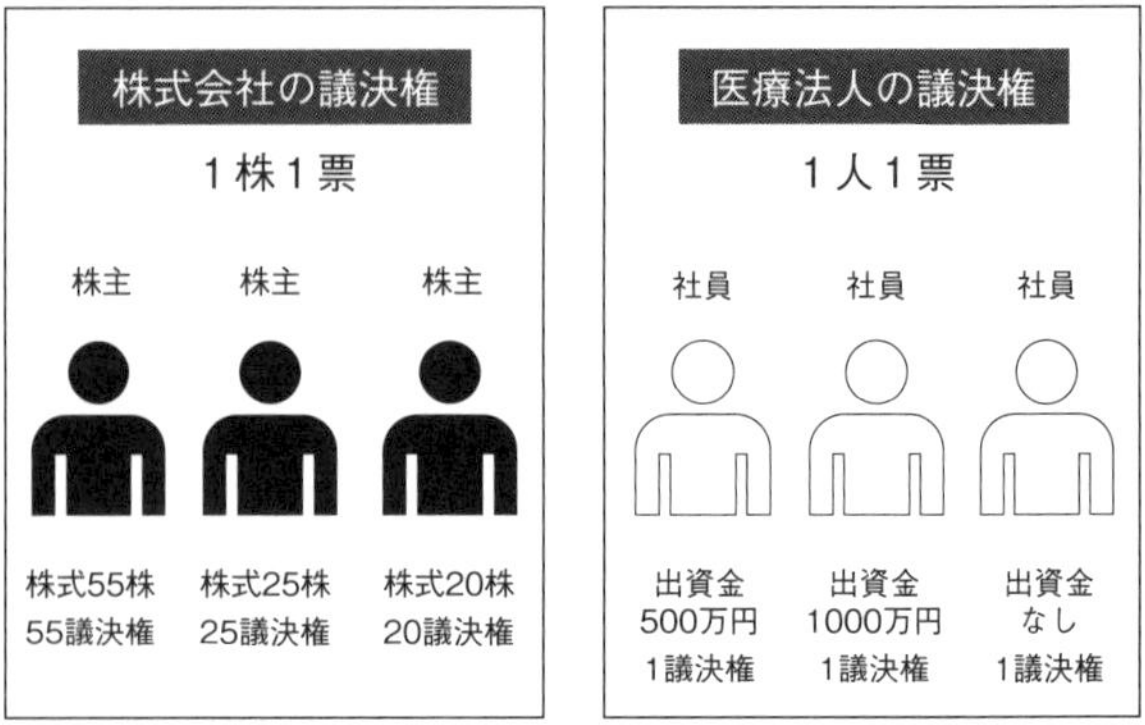

議決権はなくなりません。出資持分はあくまで財産権であり、議決権とはまったく関係ないためです。よく社員体制を確認してみると、出資していない人も含まれていることが少なくありません。

株式会社の場合は、株主が議決権を持ち、株式を多く保有しているほど議決権は多くなる1株1票方式です。医療法人の社員は、株式会社でいうところの株主に相当しますが、出資持分の有無にかかわらず1人1票の議決権を持ちます。出資金の額が多いからといって、主導権を握るようなことはありません（図9）。株式会社の普通決議であれば、51%以上の株式を保有することで主導権を握れます。しかし、医療法人の場合は、いくら出資持分を持っていても議決権は一つですし、放棄しても一つのままです。

［誤解④］自分は出資持分を持っていない

出資持分評価額が現在いくらなのかということだけでなく、誰が出資者なのかを正確に把握していない医療法人も少なくありません。これは、理事長である親だけでなく、子どもや配偶者なども出資している場合に多いケースです。

というのも、親が医療法人を設立する際、自分のお金で子どもを出資者にしていることがあるためです。例えば、自分は１０００万円を出資するけれど、自分のお金で子ども２人にも５００万円ずつ出資させておこうというものです。親が医療法人を設立している頃は、子どもがまだ学生であることが多く、自分が出資者であることを分かっていないケースが少なくありません。後継者にならない子どもが気づいた場合は、当然出資持分の払戻請求をしてくる可能性があります。そのときに数億円の評価額になっていれば、医療法人の経営を揺るがすことになりかねません。

認定医療法人への移行を機に、誰が出資していて、どのくらいの評価額になっているかを正確に現状把握しておくことが大切です。

［誤解⑤］赤字なら持分あり医療法人のままでも大丈夫

直近数年間で赤字経営だからといって、出資持分評価額が低いとは限りません。現在の医療法人の規模や経営状態にかかわらず、まずは出資持分評価額を算出しておくことが重要です。

私が関わってきた医療法人では、出資持分評価を見直して「たいした額ではない」というケースはほとんどありません。どの医療法人でも最低でも20年近くは経営しているので、数億円単位に膨れ上がっているケースが大半です。

［誤解⑥］持分なし医療法人は財産権がないのでM&Aで高値の売却ができない

「財産権がないから、M&Aで高く買い取ってもらえない」ということについても大きな誤解です。むしろ、持分なし医療法人のほうが、売り手にとっても買い手にとってもメリットが大きいです。

なお、M&Aで医療法人の売却価格を決める際、大きく分けて2つの要素があります。一つは、医療法人のなかの財産や建物、内装、医療機器などの目に見える資産です。もう一つは、ブランド力や医療技術、患者来院数、人材など目に見えない事業価値を指す営業権（のれん代）です。出資持分については、前者のほうなので、持分あり医療法人でも持分なし医療法人でも営業権は変わりません。持分なし医療法人のM&Aで誤解している人は、営業権と財産権を混同していることが多いですが、まったく別物です。残余財産を退職金などである程度吐き出した割には、営業権が高くて思った以上に高値で売れることがあります。今のうちに集患や労務環境の改善をしておくといいでしょう。

［誤解⑦］親族以外の役員を入れないと認定医療法人に移行できない

認定医療法人制度には、役員等に占める親族の割合が1／3以下でなければいけないという親族要件はありません（図10）。正確には、「なくなった」という表現が正しいです。

親族要件については、以前は認定医療法人制度の認定要件の一つでした。しかし、医療法人の議決権は、出資金に関係なく1人1票です。そのため、親族以外の役員も含めてし

［図 10］　医療法人の親族要件

移行のパターン	親族要件	医療法人への贈与税
下記以外 （制度を使わない場合）	－	親族要件等を満たさないと **課税**（相続税法 66 条 4 項）
認定医療法人	なし	非課税
社会医療法人	**あり**	非課税
特定医療法人	**あり**	非課税

出典：厚生労働省「持分の定めのない医療法人への移行計画認定制度（認定医療法人制度）の概要」

まうと、主導権を握ることができず、思うような医療法人の運営ができなくなる恐れがあります。同族経営の医療法人にとっては、親族要件は抵抗のある要件になるため、認定医療法人への移行はなかなか進みませんでした。そこで、持分なし医療法人への移行を推進したい国は、親族要件を外したのです。

その他、認定医療法人制度の認定要件のうち、次の要件は外されています。

・役員数（理事6人以上、監事2人以上）
・病院、診療所の名称が医療連携体制を担うものとして医療計画に記載
・ほかの同一の団体関係者が理事の3分の1以下
・ほかの団体の意思決定可能な株式等を保有しない

これらの条件が認定医療法人制度には適用されな

いため、大幅に利用しやすくなっています。ただ、認定医療法人制度の知識が曖昧なまま「認定医療法人制度は利用したいけれど、親族要件は嫌だ」などと誤解している人は少なくありません。認定医療法人制度の要件は、以前より緩和されているなど変更点があるので最新の情報を確認する必要があります。

認定医療法人制度を活用して、持分なし医療法人に移行するまでの流れ

厚生労働省の資料によれば、認定医療法人制度を活用して、持分なし医療法人に移行するまでの流れは、図11のとおりです。つまり、大きく分けると、次の3つの期間が用意されています。

1. 移行計画の認定準備（認定期限は2026年12月31日）
2. 持分なし医療法人への移行（認定後、移行計画に記載された移行日から5年）
3. 持分なし医療法人移行後の相続・医業承継対策（移行後6年間は認定要件を満たす）

［図 11］　認定医療法人制度を利用した持分なし医療法人への移行の流れ

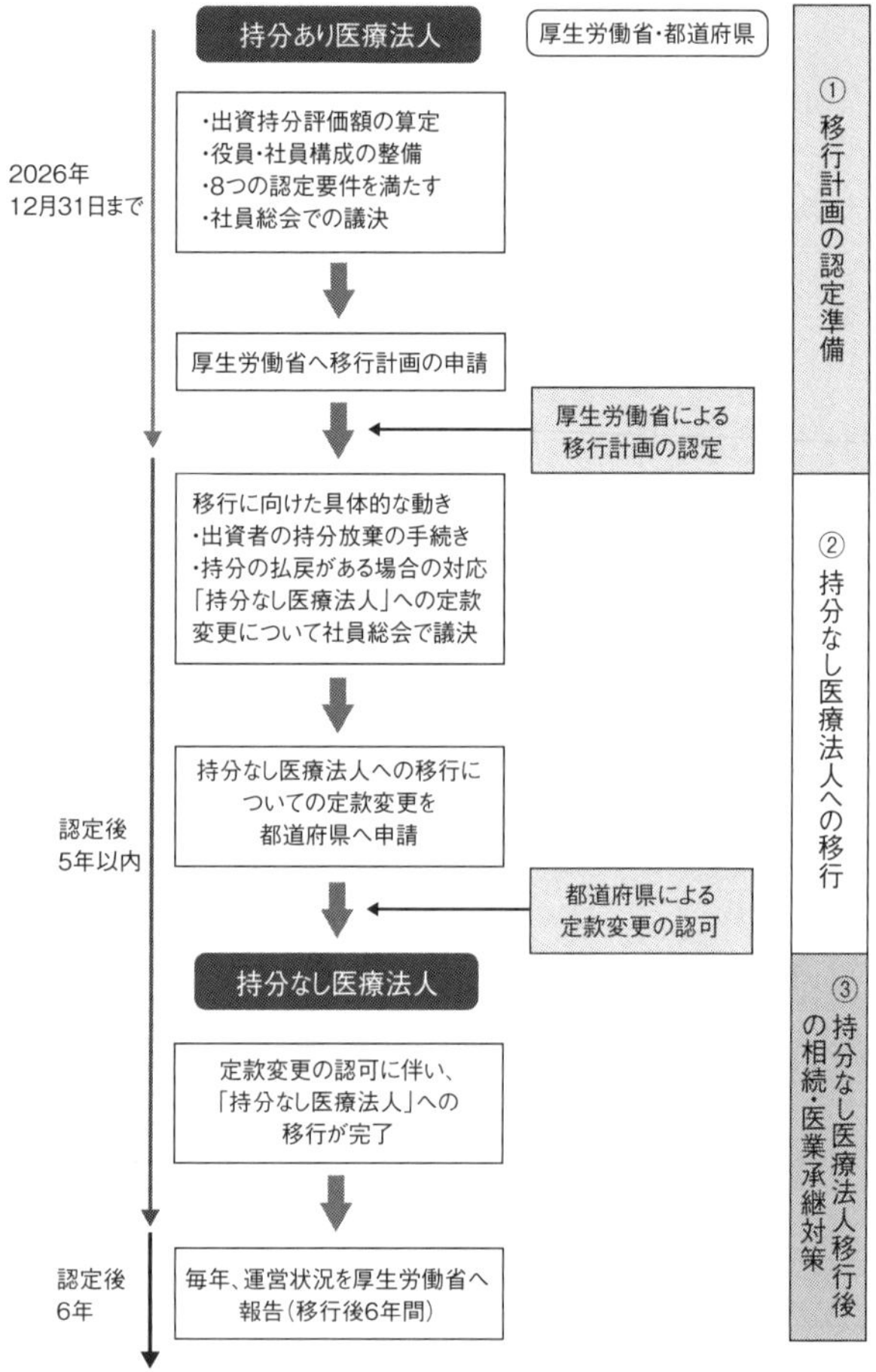

このなかで、最も重要で期限が迫っているのが、移行計画の認定期限です。申請の期限ではなく認定される期限なので要注意です。認定申請までに、出資金の評価、役員・社員構成の整備・確認、認定要件の確認、社員総会の議決を経て、早期に申請を行わないと期限までに認定を受けられなくなる恐れがあります。

最も注意しなければいけないのが、運営方法や事業状況に関する認定要件です。認定要件を満たすための調整が必要になると、多くの場合は認定医療法人への認定まで1年以上かかります。特に役員報酬の調整については、早めに動き出さないと期限に間に合わない可能性もあるので注意が必要です。

移行計画の認定を受けたら、持分なし医療法人への移行準備をします。認定後5年以内を期限として、出資者が持っている出資持分を放棄するのか、一部払い戻しをするのかといったことを検討します。持分なし医療法人に移行するのであれば、認定後移行計画に記載された移行日から5年以内に行わないといけません。

持分なし医療法人に移行したら、認定要件を満たしつつ、具体的な相続・医業承継対策を検討します。この流れで、円満相続と医療法人の存続の両方を目指していきます。

移行計画の認定申請までに欠かせない4つのステップ

いちばん重要である、移行計画の認定申請までに行うことは、次の4点です。出資持分評価額を算定して、早めに役員体制や認定要件の確認を行うことが必要です。

［ステップ1］出資者の確認と出資持分評価額の算定

まずは、医療法人に誰が出資していて、出資持分評価額がどれくらいか算定を行います。評価額を算定しないことには、何も始まりません。評価額を計算してどれだけの相続税が軽減され、自分にとっての持分なし医療法人移行のメリット・デメリットが初めて見えてきます。

ただ、実際の計算はさまざまな要素が絡んで非常に複雑なので、自分自身で財務諸表を読み解いて計算することは困難です。税理士ですら、医療法人の医業承継に詳しい人でないとかなり気を使う試算です。そのため、税理士から「出資持分の評価をしましょうか？」と提案してくれることはめったにありません。自分から「出資持分の計算をしてください」と顧問税理士に依頼するようにします。難しければ、早めに医業承継に詳しい専門家を探すことが大切です。出資持分評価は、認定医療法人制度に限らず、相続・医業承継では非常に重要なポイントになるので、確実に進めます。

特に注意しなければいけないのが、事業規模の大きい医療法人です。規模が大きくなるほど、計算式や計算に使う数値を間違えるといった、ちょっとしたミスが出資持分評価額の大きなずれにつながるためです。

実際に出資持分の評価に慣れている人に依頼しないと、大きな間違いの元になります。出資持分評価の注意点はさまざまありますが、特に次の点は注意が必要です。

●土地の相続税評価額

医療法人の資産に土地や建物が含まれている場合は要注意です。土地など不動産の相続税評価は難易度が高く、不動産の評価が得意な税理士などでないと対応できないことがあります。

具体的には、土地であれば路線価、建物であれば固定資産税評価などを利用して、現時点の評価をやり直す必要があります。詳しくない人が算出すると、出資持分評価額が大きくずれることが少なくありません。できれば、不動産の相続税評価に詳しい税理士に依頼したほうがいいです。

●医療法人が受取人の生命保険

逓増定期保険のような法人保険に加入していて、数年後に契約者を理事長などの個人に変更する、いわゆる名義変更プランに加入している場合は、認定要件を満たすために契約者変更を行わず、医療法人名義にしておく必要があります。名義を個人に変更すると特別利益に該当すると判断されます。

[ステップ2] 役員・社員構成などの整備・確認

移行計画に認定されるには、医療法人が正しく運営されているかどうかが絶対条件となります。具体的には税理士などに任せて、次の必要書類を用意しなければいけません。

・移行計画認定申請書
・移行計画
・定款（現行のもの）
・出資者名簿
・社員総会の議事録（移行計画について議決したもの）
・直近の三会計年度に係る貸借対照表及び損益計算書
・医療法施行規則附則第57条の2第1項各号に掲げる要件に該当する旨を説明する書類
（役員名簿、社員名簿を添付する）
・事務担当者連絡先

これらの必要書類を用意する際、医療法に則って医療法人が正しく運営されていなければ、必ず不備が出てきます。過去、社員や理事が変更になった際に届出をしていなかったり、必要数を満たしていなかったりしているケースもありました。医療法人運営管理指導要綱に抵触することになるので、発覚していたら指導を受けるのですが、おそらく放置していたのだと思います。認定医療法人に移行する際には、当然ながら医療法に則った正しい体制に見直さなければいけません。

例えば、役員名簿や社員名簿については年齢の記載欄があるため、変更がなくても毎年更新しなければいけません。かなり見落としやすい点で、うっかり更新していない医療法人は多いので、見直しをしておくことが大事です。このように、体制の整備という点で抜けや漏れが発生している医療法人はかなり多いです。認定医療法人への移行を機に全体的な体制の見直しを図っておくことが必要です。

［ステップ3］8つの認定要件を満たすこと

移行計画に認定されるには、厚生労働省「持分の定めのない医療法人への移行計画認定制度（認定医療法人制度）の概要」に定められている次の8つの条件を満たしておく必要があります。1つでも条件を満たさなければ否認されてしまい、認定医療法人制度を活用できないので要注意です。

●運営方法

1. 法人関係者に対し、特別の利益を与えないこと
2. 役員に対する報酬等が不当に高額にならないよう支給基準を定めていること
3. 株式会社等に対し、特別の利益を与えないこと
4. 遊休財産額は事業にかかる費用の額を超えないこと
5. 法令に違反する事実、帳簿書類の隠蔽等の事実その他公益に反する事実がないこと

●事業状況

1. 社会保険診療等（介護、助産、予防接種等を含む）に係る収入金額が全収入金額の80%を超えること
2. 自費患者に対し請求する金額が、社会保険診療報酬と同一の基準によること
3. 医業収入が医業費用の150%以内であること

そのうち、調整しておかなければいけないのは、前半の運営方法に関する5つの要件で

す。認定医療法人制度の申請をしようとしたものの、運営方法の認定要件を満たしていなかったケースは多々あります。特別利益や、不当に高額な役員報酬など、認定要件を満たしていないようであれば、満たすように是正していかなければいけません。是正が必要なことになれば、1年程度かけて整備していくこともあります。認定医療法人制度の期限から逆算して考えると、現時点で早めに動いたほうがいい医療法人も多いはずです。

後半の事業状況の3要件については、基本的には診療内容に関わるところなので、調整が利きません。つまり、認定医療法人制度は、内科や小児科など、保険診療が中心の医療機関が対象となります。美容外科クリニックや審美歯科医院のような自費診療中心の医療機関のほとんどは、認定医療法人制度の対象外となります。

つまり、自費診療が中心の持分あり医療法人については、認定医療法人制度の活用以外の相続・承継対策を考えておかなければいけません。例えば、出資持分の評価減で後継者に移転しやすくするといった方法があります。また、生命保険などを活用して、後継者にキャッシュを持たせて相続税に備えるということも検討が必要です。

［ステップ4］移行計画の認定申請について社員総会で議決

認定医療法人に移行する場合は、社員総会で議決されることが必要となります。反対多数で否決されるようなことがあれば、移行計画の認定申請はできません。出資者が複数いる場合、出資持分を放棄してしまえば多額の払戻請求ができなくなるので、出資持分放棄を拒否することが考えられます。

医療法人の議決権は、株式会社と異なり出資額と関係なく1人1票です。それだけに1票の重みが大きくなるので、社員の構成によっては否決されてしまう可能性も出てきます。特に大病院など、親族以外の第三者の出資者が多い場合は要注意です。また、社員総会で否決されるようなことがなくても、出資持分をきっかけに親族の関係性に亀裂が入ってしまう可能性があります。

ただ、出資持分の一部を払い戻すことで解決することが可能です。払い戻しに応じるキャッシュがなければ、低金利の融資制度を利用できます。

図12のように、理事長、妻、医師の長男、非医師の長女が出資者であるケースを例に挙げます。理事長が、認定医療法人制度を活用して、持分なし医療法人に移行するとしま

［図 12］　理事長、妻、長男、長女が出資者のケース

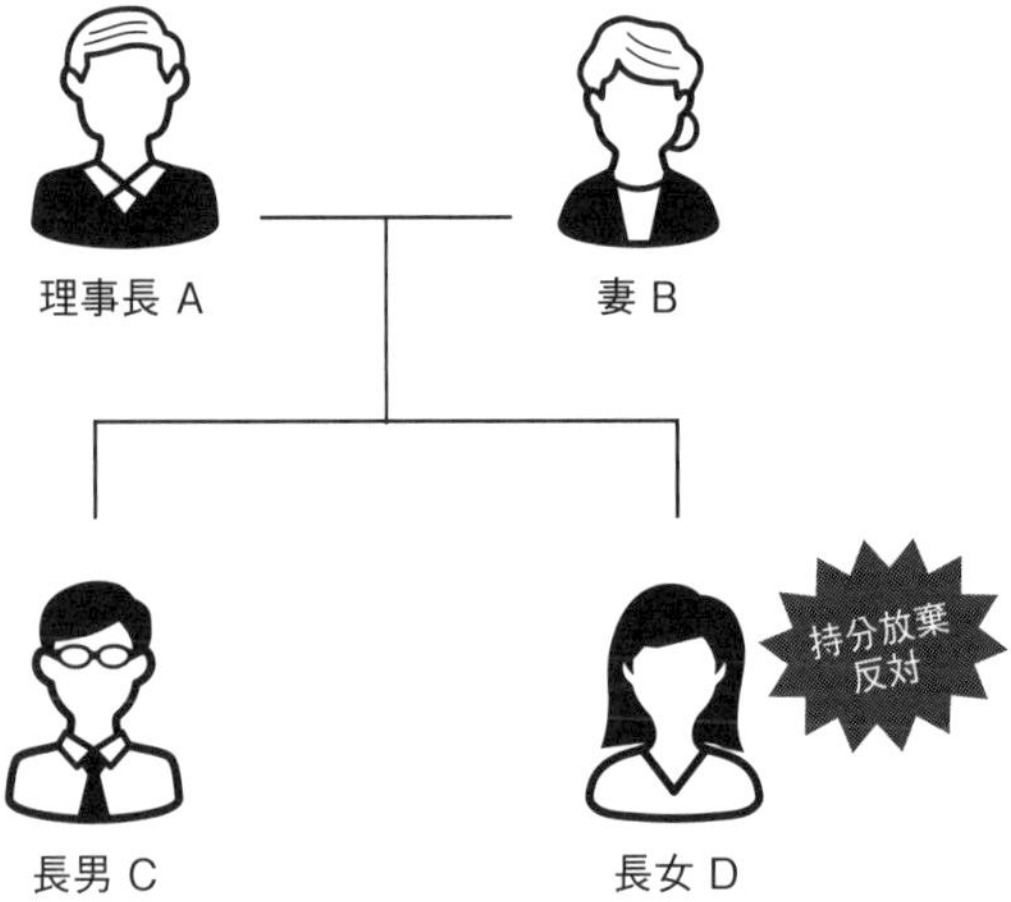

す。しかし、非医師の長女は、出資持分を放棄されては困るので、出資持分放棄に反対します。出資持分の代わりに退職金を支払うという手もありますが、出資金の評価額が高額になっていると、退職金で同等の金額を支払うことが困難になるケースも想定されます。しかし、理事長と妻、後継者となる長男は出資持分放棄に賛成したので、社員総会で議決を得て、移行計画の認定を受けました。

　そこで、長女は出資持分の払戻請求をするため医療法人を退社します。これは医療法人の定款で、退社した場合のみ出資持分の払戻請求ができる規定をしてい

たためです。実際、多くの持分あり医療法人は、このような規定になっています。ただ、非医師で経営にも関わっていない長女にとって社員である意味はないので、すんなり退社を受け入れたのです。

結果的に、家族同士が話し合い、融資制度を活用して出資持分の払い戻しが行われ、円満解決ができました。

払戻請求をする出資者の数や、家族の事情によっては円満解決しづらいケースもあります。実際、親族同士の仲が悪いと、理屈上は一部払い戻しに応じればいいのに、感情論でもめてトラブルになったケースもあります。しかし、認定医療法人制度を活用すれば、円満解決しやすい点は理解できたかと思います。

社員総会の議決で気をつけなければいけないのが、議決権が1人1票である点です。役員や社員名簿を確認すると出資者や出資持分割合だけでなく、役員や社員の構成が曖昧なこともあります。

過去に、県に報告する医療法人決算届の社員欄に、社員であるはずのない、理事長の長女の夫の名前が入っていたことがありました。理事には就任したので顧問税理士が報告書関係に長女の夫も社員であると勘違いして掲載していたのです。そこで、長女の夫を社員から外そうとしたところ、長女から「なぜ夫を退社させるのか」と反発されました。考えてみれば当然です。社員総会の際、夫が長女の味方になってくれる可能性が高いためです。医療法人の社員はせいぜい数人であることが多く、一票の効力が大きくなります。最終的には認定医療法人移行のコンサルタントが過去の社員名簿や議事録を調査したところ、顧問税理士の誤認で記載されていたことが判明したので問題は解決しました。顧問税理士でも医療法人の社員と理事の違いを誤解しているケースがあるので注意が必要です。

移行計画の認定を受けたら出資持分の放棄・払い戻しを慎重に調整する

移行計画の認定を受け、5年以内に持分なし医療法人に移行すれば納税は免除されます。

56ページの図11のとおり、2026年12月31日までの期限というのは、あくまで移行計画の認定期限です。移行計画の認定を受けてしまえば、認定後から5年間の猶予が与えられます。その間に、じっくりと出資持分の放棄・払い戻しの調整を行うことができます。

出資持分の放棄や払い戻しの調整については、感情論が絡んで難航することがあります。例えば「後継者にする予定の子どもが、突然継がないと言いだして出資持分の払い戻しを請求してきた」といったものです。ただ、このような場合でも、移行計画の認定手続きだけでも進めておき、出資持分の調整は時間をかけて行うようにするとよいでしょう。

出資持分を一部払い戻しすることになった場合は、当事者間で払戻請求書や譲渡契約書などの書面を交わして保存しておくと、トラブル防止につながります。

なお、出資持分の放棄や払い戻しなどが生じた場合や、移行期間中に相続が発生した場合は、その都度実施状況報告が必要となります。また、移行計画の認定日から1年ごとに進捗状況報告が必要となります。このあたりは、事務手続き上の話なので、税理士などのプロに任せれば、ほぼ問題ありません。

持分なし医療法人へ移行したあとは認定要件を守りつつ相続・承継対策を行う

持分なし医療法人へ移行することができたら、出口戦略をしっかりと考えて相続対策をすることが大切です。また、しばらくは認定要件を守らなければいけないことはいうまでもありません。

認定要件は6年間満たし続ける必要がある

持分なし医療法人に移行したら、6年間は認定要件を満たさなければいけません。そして、毎年運営状況を厚生労働省に報告する必要があります。要件を満たさなくなった場合は改善を指示され、改善の見込みがなければ移行計画の認定を取り消されることがあります。認定が取り消されれば、免除されるはずであった多額の相続税・贈与税を納付しなければいけません。今のところ認定が取り消されたという話は聞きませんが、移行計画の認定に関わった専門家に引き続きサポートしてもらうと確実です。

一方で、持分なし医療法人に移行してからの出口戦略をしっかり考えて相続・承継対策しておくことが大切です。親子承継なのか、M&Aなのか、解散なのか、院長のライフプランと併せて検討してください。その際、退職金にしても役員報酬にしても、認定医療法人制度の認定要件を満たすことが重要となります。

理事長や役員の退職金を検討する

退職金については、特別の利益とみなされないように、適正な金額で支払う必要があります。「最終の役員報酬月額×役員勤続年数×功績倍率」という計算式で示された目安で役員退職金規程を定めます。功績倍率については、理事長が3倍、理事、監事であれば2～2・5倍程度が目安となります。理事長の直近の月額報酬が200万円、在任年数が20年であれば、妥当な退職金の目安は1億2000万円になります。

あくまでも目安なので、より高額でも大丈夫です。例えば、特に顕著な功績があると認められる場合には、特別功績金を設けることを役員退職金規程に設けることができます。特別功績金については、先の計算式で算出した退職金の30％程度が目安となります。しかし、あまりにも常識的に過大となる場合は、損金として認められなかったり、特別利益とみなされてしまったりすることになります。いかに許容範囲内いっぱいに支払っておくかが重要となります。

退職金にかかる所得税は、役員報酬や給与にかかる所得税に比べて軽減されます。それは退職金から退職所得控除を差し引き、その金額の半分が退職所得となるからです（ただ、今後退職所得控除については見直される可能性があります）。しかし、受け取った退職金を自分の資産として保有したままでいると、相続が発生すると相続財産となり、相続税額を押し上げてしまうので注意が必要です。また、医師と非医師の子がいる場合は、持分なし医療法人に移行したとしても遺産配分のバランスには要注意です。早めに生前贈与をしたり、不動産や保険などの別の資産に換えたりするといった対策が必要です。

役員報酬を検討する

役員退職金の計算式から分かるように、役員報酬を引き上げておくと退職金の許容範囲となる目安も引き上げられます。また、長期的な役員報酬の引き上げは、医療法人内の残余財産の吐き出しという観点ではとても有効な手段です。

しかし、あまり役員報酬が高すぎると所得税が多くかかります。そのため、妻などを理事にして所得を分散して、世帯の総収入を変えずに所得税を抑えることも検討する必要があります。年金受給世代であれば、一定額以上の役員報酬を受けていると役員報酬と年金の調整対象（在職老齢年金制度）となり、年金支給額が減額されてしまいます。その場合は年金とのバランスを見て調整していく必要があります。

また、認定医療法人制度の認定要件を満たすためには、不当に高額にならないような支給基準にしなければいけません。以前から、特定医療法人の役員報酬の上限となる3600万円が一つの目安となっています。

ただ、正式に上限が定められているわけではなく、次のような場合は一般的な役員報酬額を超えていても、妥当と判断されることがあります。

・医師としての勤務実績（当直、オンコール対応、手術件数等）
・これまでの法人への貢献度や地域での活動
・医療法人の役職員全体の平均給与等

とはいえ、実際には役員報酬を3600万円以上に引き上げることは難しいケースが多いので注意が必要です。特に医師の勤務実態や、法人への貢献度や地域での活用については説明が難しいでしょう。役員報酬については長期的に考え、場合によっては、役員だけでなく従業員の給与を増やすことも検討しておく必要があります。

医療法人を後継者に承継しやすい状態にしておく

長期的な相続対策や残余財産を正確に管理活用することで、医療法人を後継者に承継しやすい状態にしていきます。

例えば、最新の医療機器を導入したり、建物のリフォームやリノベーションをしたりすることです。開業して20年も30年も経過すると、どうしても建物の老朽化が進みますし、医療機器も古くなってきます。

こうすることで、残余財産を活用して事業拡大の投資ができます。後継者に気持ちよく医療法人をバトンタッチできますし、スタッフも心機一転して、新しい医療法人で働くことができるのです。持分あり医療法人で多額の相続税や出資持分の払戻請求に悩まされるよりも、よっぽど理想の状態といえます。

もう一つは、労務環境の見直しを図ることです。人事労務の問題は、時に医療法人の経営の根幹を揺るがすことがあります。労務問題を引きずったまま承継してしまうと、何か訴訟が起きた際に対応しなければならないのは後継者のほうです。特にM&Aの場合は、大きな労務トラブルを抱えた状態では買い手が嫌がりますし、営業権にも影響しかねません。

また、労働関係法令は頻繁に改正される傾向があります。２０２４年4月1日からは、医師の働き方改革として、時間外・休日労働の上限規制が義務化されました。場合によっては、持分なし医療法人への移行をきっかけに、36協定や就業規則の見直しを行うことも必要です。

２０２２年の「労働基準監督年報」によれば、医療保健業の76・２％がなんらかの労働関連法違反があったことが報告されています。全業種平均が70・６％ですから、医療業界は労働関連法違反が比較的多い業種ということができます。

医療法人の理事長は、人の命と健康を守るために、自分の都合を後回しにして診療を優先してきた人が多いです。非常に頭が下がるのですが、それだけに休みなく長時間労働することに対して抵抗感がない人が少なくありません。そのため、現在のスタッフに対しても同じ感覚を求めたり、強要したりする傾向にあります。

もちろん、そんなことは通用するわけがなく、大きな労務トラブルの元となります。小規模の診療所になると、一人のスタッフの労務問題に関する訴えが認められると、ほかのスタッフも連鎖的に労働審判を申し立てることが考えられます。また、スタッフが一人退職すると、ほかのスタッフも連鎖的に退職してしまうのは、医療機関ではよく聞く話です。そんなことになれば、悪い噂も広がるので、退職したスタッフの補充がうまくいかなくなり、また患者の足が遠のくことになってしまいます。

もし、労務上の問題があったり、スタッフの定着率が悪かったりする場合は改善して、承継時にスムーズに引き継ぎができるようにします。

［第3章］

認定医療法人制度を活用して持分なし医療法人に移行する19のポイント

認定要件に抵触しやすいポイントとは

認定医療法人を活用するために必要な8つの認定要件のうち、調整しておかないといけないのが、運営方法に関する5つの認定要件です。特に、認定要件に抵触しやすいのが、役員などの医療法人関係者に対して特別利益を与えていないかどうかです。自分では大丈夫だと思っていても、申請の際に特別利益とみなされることもあるので、十分注意しなければいけません。役員などの医療法人関係者とは、具体的には図13のとおりで、理事長や役員だけでなく、その家族も対象となります。

厚生労働省医政局医療経営支援課の資料によると、次のような社会通念上不相当な行為とみなされた場合、特別利益を与えているものと判断されてしまいます。

・医療法人の財産を居住、担保、その他の私事に利用させること
・医療法人の余裕金を法人関係者の行う事業に運用していること

［図 13］ 特別利益を与えてはいけない医療法人関係者

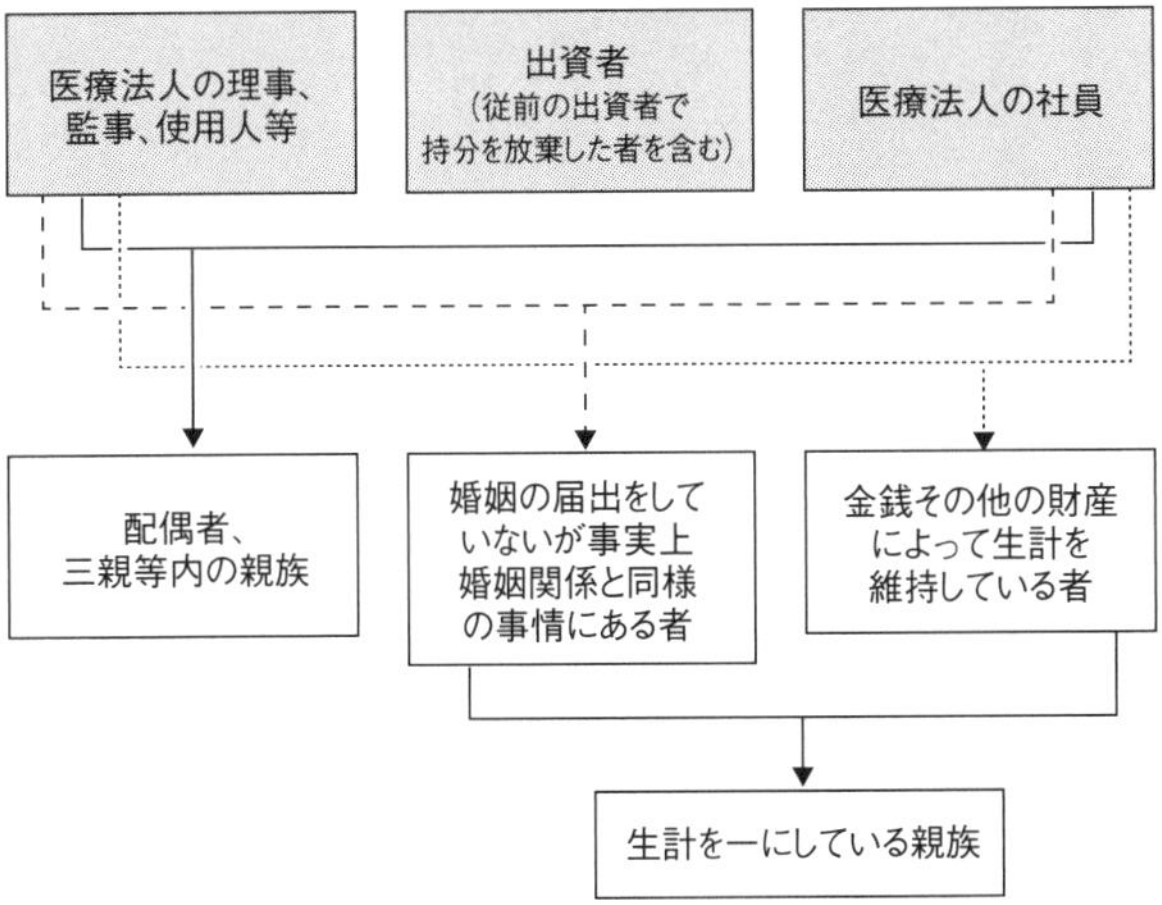

・医療法人のほかの従業員より有利な条件で金銭の貸付をすること
・医療法人の財産を無償または著しく低い価額の対価で譲渡すること
・金銭等の財産を過大な利息または賃貸料で借り受けること
・財産を過大な対価で譲り受けること、または事業目的とは認められない財産を取得すること
・医療法人の役員等の地位にあることのみに基づいて給与等を支払うこと、またはほかの従業員より過大な給与等を支払うこと

・債務の保証、弁済、免除、引受けを行うこと
・入札等公正な方法によらないで、事業に係る契約の相手方となること（契約金額が少額なものを除く）
・事業により供与する利益を主として、または不公正な方法で与えること

やや抽象的な表現ではありますが、特別利益とみなされる要素がたくさんあることが分かります。実際、「この場合はどうなのかな？」と思い当たるところが出てきた人もいると思います。そこで、特別利益とみなされて否認されやすい例をいくつか挙げるので、自分自身があてはまらないかよく確認します。

特別利益があったとしても、申請時点で取引が解消されていれば問題ありません。ただ、なかには時間がかかる調整もあるので、早めに確認して適宜修正していきます。

理事長の社用車は事業用に限定して使用する

医療法人に限らず、法人の節税対策で社用車の購入はよく使われる手法です。個人事業

主であれば、全額経費計上することはできず、家事按分《あんぶん》を行い、事業に使った分だけを経費にします。しかし、法人化した場合は、事業用として自動車が必要であれば、法人名義で購入すれば全額経費にできるのです。法人のほうが、事業とプライベートを明確に区分できるためです。ただ、当たり前ですが、全額経費にできるのは、本当に社用車として利用していた場合に限ります。

また、認定医療法人制度の申請では、「本当に事業用として利用していることが合理的に説明できること」が求められています。そうでなければ、医療法人の財産をプライベートに利用していることになり、特別利益に該当してしまいます。社用車の利用がある場合は、運行記録を作成して、利用日、利用時間、行先、利用目的、移動距離を記録し、事業用として利用していることが合理的に説明できなければいけません。

つまり、税務調査で指摘されそうなグレーな点があると、特別利益とされてしまう可能性があるということです。かなり前に、「４ドアの車は経費になる」と言われたことがありますが、実際は関係ありません。

「４ドアの車は経費になる」というのは「４ドアは顧客や取引先を乗せることができる

から事業用となる」「2ドアは人を乗せられないから趣味の車」という考え方から派生したものと思われますが、実際は根拠になりません。4ドアでも私用で使えば否認されますし、2ドアでも事業用として使っていることを証明できれば問題なく経費になります。15年以上前から広がっている話ですが、完全に都市伝説です。税務署の判断規準は、車種や金額ではなく、事業用として使っているかどうかです。

ただ、高級車を社用車としている場合は注意が必要かもしれません。特に医療法人化した医師は、法人税の節税になるということで、あえてスポーツカーなど高級車を所有するケースが多々あります。もちろん、自宅からの通勤や在宅診療でスポーツカーを利用する際は、事業用に使用していることになるので経費にはなると思います。しかし、チェックする側としては「本当に通勤や在宅診療でスポーツカーは必要か？」と厳しく確認されることは考えられます。医療法人では高級車を社用車としているケースはとても多いので、事業用として使用していることを合理的に説明しておく必要があります。私用で利用していれば、認定要件以前に経費として否認されます。

節税対策で車を何度も買い替えている場合も注意が必要です。なかには何十回と車を買い替えているケースもあります。社用車の経費でよくいわれることが「4年落ちの中古車で新車価格の半値未満ならば、1年で全額を経費にできる」というものです。未償却残高に対して、一定の割合をかけて減価償却費を求める定率法で減価償却する場合、4年落ちの車は償却率が1・00になるので、1年で全額経費にできます。これを利用して、4年落ちの中古車を1年おきに買い替えていくのです。なかには、何十回も車を買い替えた人もいます。節税の方法としては一つのやり方ではありますが、認定医療法人制度の申請という観点では注意が必要です。

いずれにしても、社用車については使用を事業用に限定して、運行記録を作成するなどの対策が必要です。

役員社宅は必要に応じて区分登記する

法人税を節税するため、医療法人名義で役員社宅を購入して、理事長や家族が賃貸物件として利用する方法があります。個人で社宅を購入してしまうと、経費を法人の損金に計上できないうえに、個人の経費にもならないので所得税の節税にもなりません。医療法人の名義にしておけば、減価償却分を医療法人の損金にできます。

そのほか、借入金の利子から不動産取得税、固定資産税、維持管理費といったものがすべて経費として計上できます。そのため、節税対策として顧問税理士などから指南されて役員社宅をつくっている医療法人は少なくありません。

認定要件を満たすためには、厚生労働省医政局医療経営支援課「持分の定めのない医療法人への移行計画認定制度Q＆A」に示されている次のことを不動産鑑定評価書や近隣類似物件の賃貸借料の資料を基にして、合理的に説明できなければいけません。

①福利厚生規程に基づき、ほかの職員と同じ基準で貸与している場合

②救急対応や建物管理等の業務上の必要性から貸与している場合（規程等に基づき貸与している場合や相応の賃料を受領している場合に限る）

当然ですが、役員社宅を借りた理事長や家族は、大家である医療法人に対して家賃を支払わないといけません。移行計画の認定要件にかかわらず、家賃は社宅の規模別に基準が

定められており、支払っている家賃が基準以下であれば、差額が給与課税されます。この点に加えて、特定の役員にだけ家賃を安く設定していると、①に基づき特別利益とみなされてしまいます。

役員とスタッフの家賃が同程度であれば問題ないのですが、私が見てきた限りでは、このような状況はほとんどありません。例えば、病院やクリニックの最上階が、実質的に理事長の自宅になっているようなケースです。この場合、理事長から医療法人に支払われている賃料水準が妥当な額であるということはかなり少ないです。

場合によっては、賃料を見直したり、区分登記して役員社宅を買い取ったりすることが必要となります。区分登記とは、１つの建物を２戸の住宅とみなして、おのおのの名義で登記する方法のことをいいます。つまり、診療所やクリニックの部分を医療法人名義のままとして、最上階の自宅の部分を理事長が買い取って理事長名義にするのです。

また、診療所内や近隣ではなく、遠方に役員社宅がある場合は、②のとおり業務上の必要性についてよく確認しなければいけません。業務上の必要性が認められなければ、家賃を適正に払っていても特別利益とされてしまうのです。例えば、診療所が都内にあるのに、役員社宅が熱海の別荘地にあるような場合は、認定要件を満たすことが厳しくなります。この場合も、役員社宅を買い取るなどの対策が必要となります。

医療法人名義の役員社宅は、節税対策としてよく行われますし、「住居として使うのはいいじゃないか」という感覚があると思います。しかし、厚生労働省医政局医療経営支援課の資料では、次のような記載があります。

「当該認定制度は、他の法人よりも税制面での優遇を受ける制度であることから、特別の利益供与に当たるか否かの判断は、一般的な税法上の役員に対する社宅等の貸与の取扱いにおける賃貸上相当額の判断基準よりも、厳格に解されることとなります」

つまり、役員社宅については、認定医療法人の申請では厳格にチェックされる可能性が高くなります。よく確認して、必要であれば区分登記などの対応をします。

理事長所有の不動産を医療法人が借りている場合は要注意

役員社宅の場合と逆のケースになりますが、理事長所有の不動産を医療法人が借りているケースがあります。当然、理事長は医療法人から家賃収入を得ることになります。

この家賃収入が不当に高額になってしまうと、特別利益とみなされてしまうので注意が必要です。この場合も、不動産鑑定評価書や近隣類似物件の賃貸借料などの資料を基にして、合理的な説明が求められます。

そもそも、医療法人は配当が禁止されています。不相応に高額な家賃収入が発生している場合は、利益剰余金の配当とみなされ、認定要件の話とは別の観点でも、減額が求められる可能性があります。認定医療法人制度の申請を機会として見直しておく必要があります。

保養所やリゾート会員権はスタッフも利用可能でなければならない

医療法人の節税対策では、保養所などの福利厚生施設やリゾート会員権もよく利用されますが、認定医療法人に申請する際は注意する必要があります。福利厚生費として経費計上するには、役員だけでなくスタッフも利用可能としなければいけません。理事長や家族だけが専ら利用している際は、個人利用となり、給与として取り扱われてしまいます。

また、認定医療法人制度に申請する際は、福利厚生規程などで役員だけでなくスタッフも利用可能であることを示さなければいけません。もし、役員と家族だけが使用している場合は、特別利益として扱われます。

保養所やリゾート会員権のようなものがある場合は、記録などで利用状況を確認してください。ほかのスタッフが使っていないようであれば、施設の利用を取り消すことも検討する必要があります。

医療法人の役員がMS法人の役員を兼務している場合は要注意

MS法人とは、メディカルサービス（Medical Service）法人の略で、医療法人が行うことができない営利事業を行うために設立された法人のことをいいます。医療法人の役員の誰かがMS法人の役員を兼務していると、原則認定要件を満たすことができなくなってしまいます。

医療法人は医療行為を目的とした法人なので、ほかの手段で利益を得ることは認められていません（医療法第7条第7項）。例えば医療法人が株式投資を行ったり、医業に関係のない投資用不動産を所有して家賃収入を得たりといったことはできません。そのため

ＭＳ法人を設立して、医業以外の収益を得る事業を行っているケースが多いのです。

例えば、ＭＳ法人で不動産を所有して医療法人に転貸（また貸し）しているケースです。理事長が医療法人に不動産を貸すスキームでは、役員報酬に加えて家賃収入が発生するため所得税が大きくなります。しかし、ＭＳ法人を介することで所得の分散ができ、所得税率を抑えることができます。さらに、医療法人としては家賃の支払いを経費にすることができるので、法人税の節税効果もあります。昔は「土地を所有していれば損をしない」という土地神話があった名残もあり、この節税方法がよく利用されてきました。

とはいえ、近年は医療法人とＭＳ法人の取引の妥当性を厳しく見られるようになってきたため、ＭＳ法人を設立するケースは減っています。消費税が増税されたことに伴い、ＭＳ法人を設立するメリットが少なくなってきたことも大きいです。しかし、先ほど述べたようなメリットにより、特に経歴の長い医療法人の場合はＭＳ法人を設立していることが少なくありません。

そして、私が実際に確認してみると、医療法人の役員がＭＳ法人の役員まで兼務していたために認定要件に抵触するケースが見られました。

医療法人の役員がＭＳ法人の役員を兼務することになると、医療法人がＭＳ法人を実質的に支配することになります。そうなると、医療法人の非営利性が損なわれる可能性があるので、望ましいことではないとされています。これが、認定医療法人の認定要件に引っかかってしまう主な理由です。

医療法人運営管理指導要綱では禁止されていますが、一方で、医療法で明確に禁止されているわけではないので、医療法人とＭＳ法人の役員を兼務しているケースが多々あるのです。この場合は、原則的に兼務を解消する必要があります。

ただ、一部例外があり、次の場合は医療法人とＭＳ法人の役員を兼務しても問題なく、認定要件を満たすとされています。

・医療法人とＭＳ法人が取引している金額が少額である場合
・ＭＳ法人の規模が小さいため、すぐに役員を第三者に変更することが困難である場合

この場合は、合理的な説明ができる証拠があれば、認定医療法人に申請することができますが、節税目的で設立したＭＳ法人ではかなり厳しいでしょう。役員の兼務を解消し

て、今後のＭＳ法人の経営をどうするか検討が必要です。

逓増定期保険の名義変更プラン

逓増定期保険とは、図14のように、期間が経過すると保険金額が段階的に増加していく定期保険です。ある額に達した時点で死亡保険金が一定になりますが、一般的に基準額の5倍程度まで増加するようになっています。

逓増定期保険については、死亡保険金や解約返戻金の受取人が医療法人となっていれば、特別利益には該当しません。しかし、厚生労働省の資料を見ると、解約返戻率が低い段階で契約者を医療法人から理事に変更したような場合は特別の利益供与になる可能性があるとされています。実質的に医療法人の資産を役員などに移転させているとされるためです。

要は、一時期法人保険として人気のあった低解約型逓増定期保険の名義変更プランなどのことです。低解約型逓増定期保険とは、契約開始からしばらくは解約返戻金を抑え、ある期間を超えたら一気に解約返戻金が増えるタイプの保険です。通常の逓増定期保険に比

［図 14］ 逓増定期保険

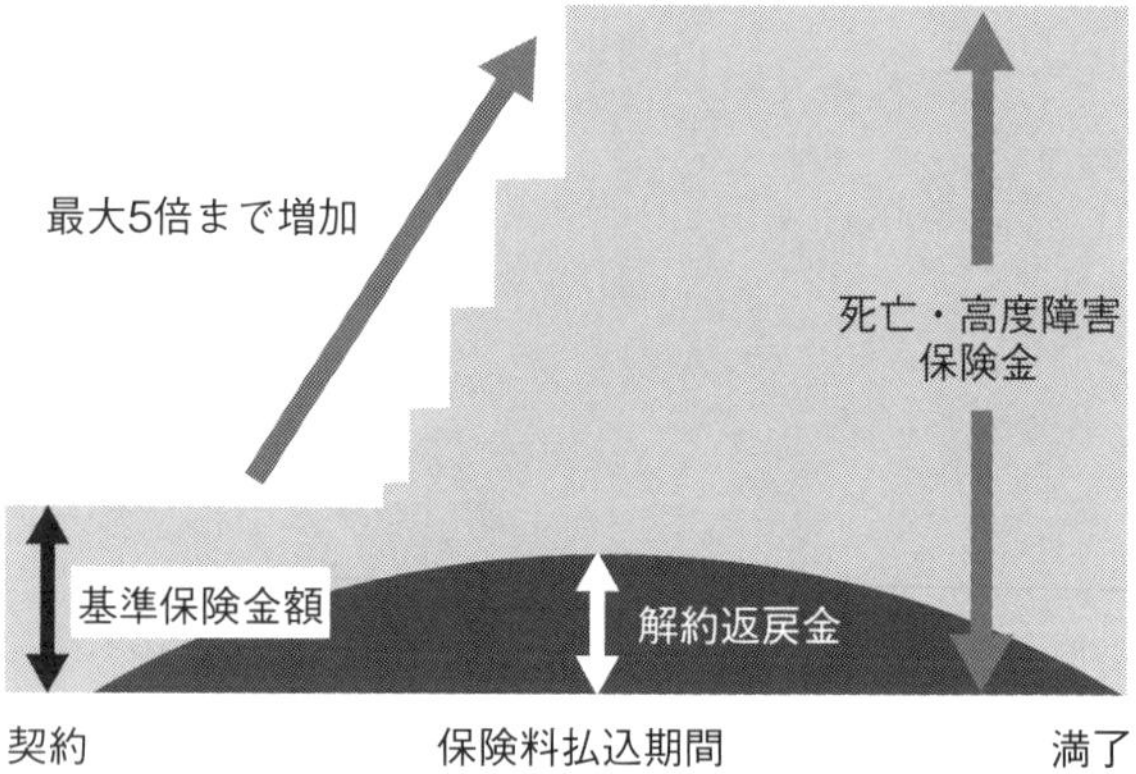

べると、図15のような解約返戻金の動きになります。解約返戻金が一気に跳ね上がる直前に、法人から個人へと名義変更、つまり譲渡します。譲渡された個人は、解約返戻金が跳ね上がったところで解約するというのが名義変更プランの概要で、次のような効果がありました。

・法人は支払った保険料に対し低額で個人に譲渡するため雑損失が生じ、法人税の節税となる

・個人は譲受する金額、つまり法人から購入する金額は少なく、その後にその保険の解約返戻率が上昇するため、購入金額の何倍もの解約返戻金を受け取ることができる

［図 15］　**低解約型逓増定期保険の名義変更プラン**

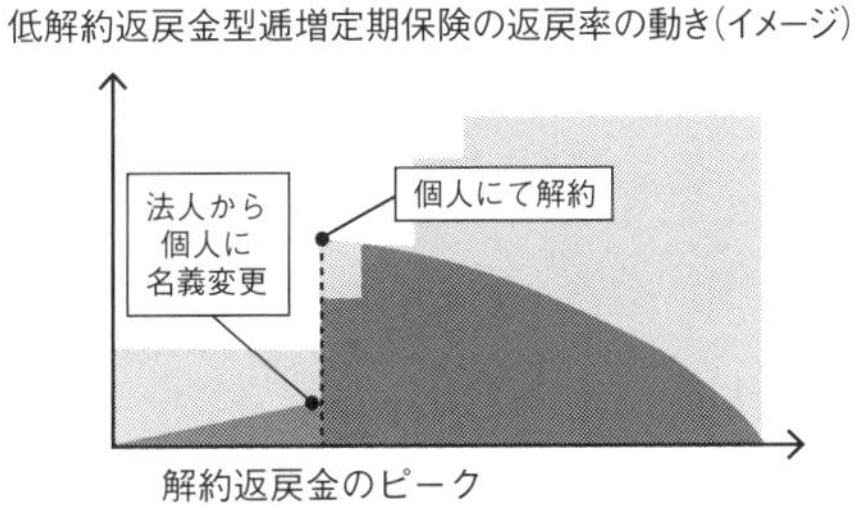

ただ、低解約型逓増定期保険の名義変更プランは、法人から個人への資産の移転と解釈され、税法上はグレーな方法とされていました。結局国税庁がメスを入れて段階的にルール改正しました。解約返戻金が低いうちに法人から個人に名義変更して、解約返戻金が跳ね上がった時点で解約する節税方法が使えなくなったのです。そのため、今では逓増定期保険は、万が一の際の資金の補填や死亡退職金、弔慰金など、本来の機能を持つ保険商品に限定されてきています。

もし、すでに名義変更プランといわれる逓増定期保険を契約しており、まだ個人に名義変更していないなら、そのまま法人名義とします。

また、すでに名義変更を行っている場合は、同決算期間内に反対売買をして再度医療法人の名義に戻しておく対策が必要になります。ただ、元に戻すといっても、今まで何もなかった状態にするわけではありません。「名義変更を間違えた」と錯誤の取り消しができるわけではないのです。つまり、医療法人から個人へ有償譲渡した生命保険を改めて、個人から医療法人へ譲渡することになります。そのため、改めて医療法人と個人への課税関係を十分吟味して対応しないと、法人税や所得税が大きくなる可能性があるので注意が必要です。

反対売買した際は課税関係が複雑になるので、保険税務に詳しい人に相談する必要があります。顧問税理士が保険税務に精通していないケースも多々あるので、場合によっては保険会社やほかの税理士にも相談しておきます。

認定要件の確認をしていると、名義変更プランを契約しているケースが何件か見受けられました。今は名義変更プランに契約するメリットはほぼ皆無なので、契約している法人保険の内容を確認して、対応しておく必要があります。

また、名義変更プランに限らず、加入目的が明確でない法人保険や個人名義の保険に多く加入しているケースもあります。医療法人の保険積立金などは、遊休財産額にも関係してきます。この機会に加入している保険を見直し、適切に活用できるように整理しておく必要があります。

医療法人から役員に対し金銭を貸し付けている場合

特別利益についてもう一つ注意すべきなのが、医療法人から役員への金銭の貸付です。利息が著しく低いなど、ほかのスタッフよりも有利な条件で貸し付けてしまうと認定要件に抵触してしまうので、医療法人に返済するか、相応の利息を付けないといけません。

実際、医療法人がほぼ無利息で、役員にお金を貸し付けているケースは一定数ありま す。なかには、数億円単位で貸し付けているケースもありました。詳細については確認が必要ですが、ほかの金融機関より著しく低い金利で貸し出している場合は、抵触する可能性が高くなります。

貸付金については、死亡退職金などで返済する計画の理事長や理事も多いとは思いま す。しかし、認定要件に抵触するようであれば、この計画を見直す必要があります。例えば、理事長が医療法人に不動産を賃貸している場合は、医療法人に売却し、売却代金で医療法人からの借入金を返済するという検討も必要となります。

認定要件に抵触する高額な役員報酬であれば早急に調整する

役員報酬については不当に高額にならない支給基準にします。医師としての勤務実績、法人や地域への貢献度、医療法人全体の役員全体の給与から、高額でも妥当と判断されることはありますが、参考値は3600万円となります。ただ、現実的に3600万円以上を設定することが難しいケースが大半です。

過去、不当と判断される高額な役員報酬を支給していたものの、申請時点で規程を改定して役員報酬を引き下げた場合には認定を受けられます。そのため、役員報酬が高い場合は、規程を見直して調整します。

この役員報酬の上限がネックになっているケースは少なくありません。例えば、ちょうど子どもが医学部に進学して学費がかかるタイミングの場合、役員報酬を多めに支給していることがあるのです。認定要件は、持分なし医療法人へ移行してからも満たさないといけないので、認定医療法人になったあとは、10年程度は継続して満たす必要があります。つまり、役員報酬を再び上げることは難しくなります。

また、外科や眼科など利益率の高いクリニックは、かなり高額の役員報酬を設定しているケースが少なくありません。この場合、高い報酬をもらうことに慣れてしまっているので、役員報酬を下げて生活レベルを見直すことに抵抗のある人が一定数います。

ただ、認定医療法人に移行するのであれば、手を打たないといけないことには変わりません。役員報酬を下げた分、ほかのことで資金を賄うという手もあります。例えば自宅を医療法人に売って役員社宅とするといったものです。一時的に資金は用意できますし、家賃をこれまでのローンの返済額より低い設定にすれば余裕はかなり出てきます。不相応に家賃が安価になると認定要件に抵触するので注意が必要ですが、検討の余地はあります。役員報酬については自分のライフプランと照らし合わせて、よく検討しながら調整します。

役員報酬の調整については、早めに対策に着手して十分検討する必要があります。役員報酬の認定要件については申請時点となり、提出される決算書の金額で判断されるためです。会計年度の途中で変更することも可能ですが、変更理由や金額の妥当性がなければ認められません。認定医療法人制度の期限から考えると、早く調整しないと間に合わないことがあります。

株式会社等に対し、特別の利益を与えているとみなされると認定要件に抵触する

医療法人の役員やその家族だけでなく、株式会社や、特定の利益を図る個人・団体に対しても、特別利益を与えてはいけません。例えば、関連の株式会社から不動産を借りている場合、通常よりはるかに不相応な高額の家賃を支払っているような場合です。

ただし、公益目的の事業に行われる利益供与、つまり寄付に関しては、基本的には特別利益とはみなされません。例えば、公益目的事業や、医学や公衆衛生などの事業をするためのNPO団体などの公益法人です。しかし、医療法人の役員が公益法人の役員を兼務しているなど、合理性がないような場合は特別利益とされる可能性があります。

認定要件に抵触しない遊休財産額とは

遊休財産額とは、簡単にいうと、収益事業に関係のない医療法人内の資産額のことを指します。例えば、現預金や保険積立金、事業には使用していない不動産などが遊休財産と

［図16］　遊休財産額

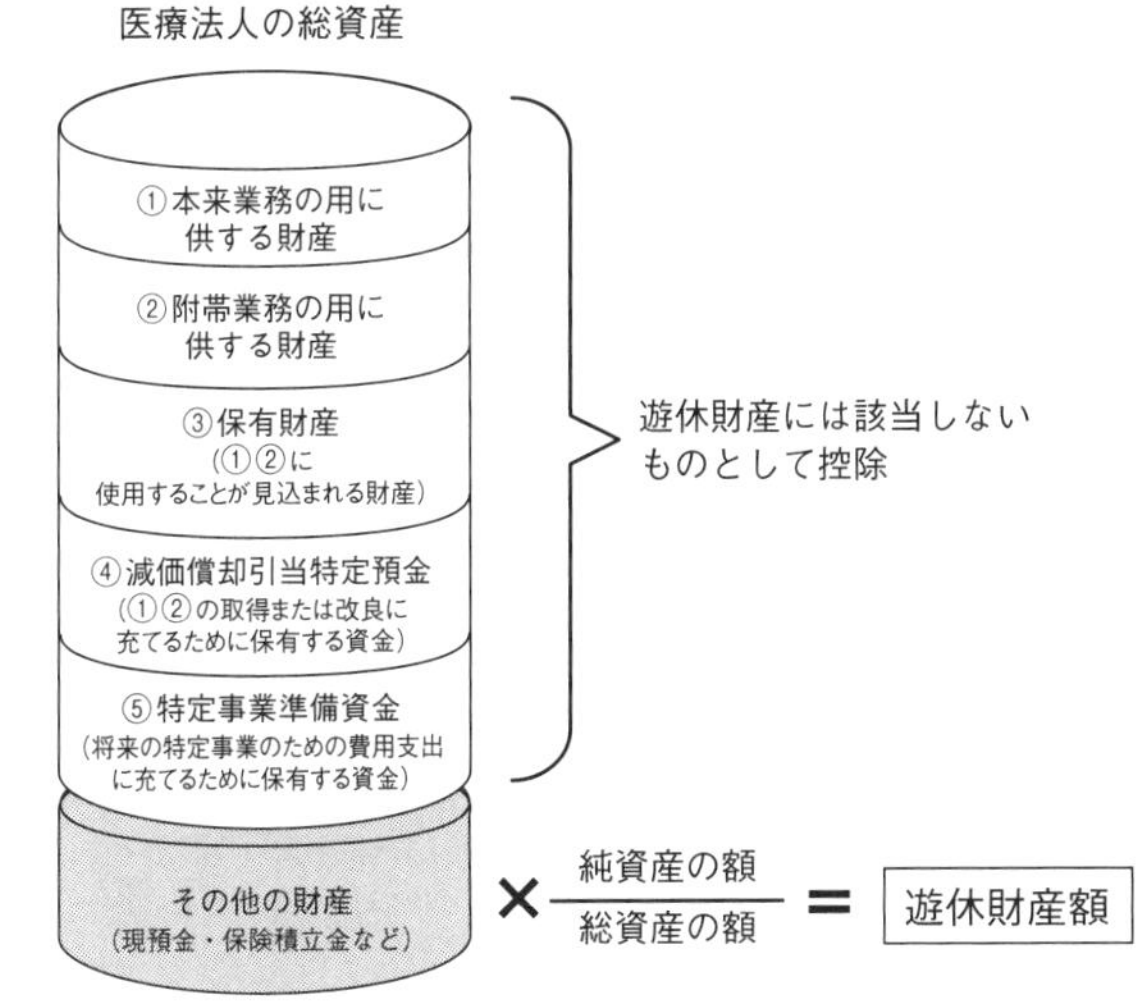

なります。また、本来は事業用資産として購入したのに、なんらかの都合で使わなくなった土地や建物なども含まれます。

逆に、遊休財産として該当しない財産は、次のような医業に関係する財産となります（図16）。

①本来業務の用に供する財産

②附帯業務の用に供する財産

③保有財産（①②に使用することが見込まれる財産）

④減価償却引当特定預金（①②の取得または改良に充てるために保有する資金）

⑤特定事業準備資金（将来の特定事業のための費用支出に充てるために保有する資金）

認定要件を満たすには、図16の計算式で算出した遊休財産額が、年間の医業に関わる資産の額を超えないようにする必要があります。

本来であれば、医療法人のなかで、医業に関係のない資産があることは望ましくないとされています。しかし、万が一経営が急激に悪化した際、翌年度も問題なく医業を行うことができるように、1年分の医業費用の額まで保有を可能としています。そのため、「遊休財産額より医業に関わる資産額が多いこと」が認定要件になっているのです。

現預金を長期間ためてきた場合は抵触する可能性あり

遊休財産のなかで、すぐに状況を整理しておく必要があるのが現預金です。現状、使用目的が明確にされていない現預金は遊休財産として計上されてしまいます。

使用目的にかかわらず、これまで長期間堅実に現預金をためてきた医療法人の場合、現預金で認定要件に抵触する可能性があります。

将来の分院展開などに備えた院内貯蓄であっても、収益事業に関わる保有資産とみなされるのは、せいぜい5年以内の計画が目安とされています。10年後といった長期的な計画では具体性に欠けるということで認められないことが多くなります。

長期的な計画となる場合は、「③保有財産」ではなく、「④減価償却引当特定預金」「⑤特定事業準備資金」に区分し、定款にも示しておく必要があります。ただし特定事業準備資金については、いくつかの条件を満たしておかなければいけません。

このような対策をしても遊休財産額が大きく、要件に抵触する際は、設備投資など医業にプラスとなるようなお金の使い方を検討する余地があります。

有価証券、保険積立金も遊休財産とみなされる

医療法人は医業以外の営利活動をしないという考え方があるため、有価証券を保有しているケースは少ないと思われます（医療法で有価証券の保有を規制されているわけではありません）。

しかし、有価証券を保有していた場合は、医業と関係のない資産ということになるので、現預金と同様に遊休財産とみなされます。遊休財産額が医業に関わる資産を超える場

合は、売却するなどの検討が必要となります。

また、保険積立金も同様です。貯蓄性のある保険の積立金については、期間途中の任意解約が可能で、解約返戻金の使途が限定されていません。そのため、現預金同様に遊休財産という扱いになります。

医業に関係のない土地、建物は早めに処分する

長く経営している医療法人で比較的多く見られるケースが、医業に関係のない土地や建物を保有しているケースです。医業にも関係せず、家賃収入も入ってこない土地や建物は、放置しておくと固定資産税の対象となりますし、手入れや維持管理にコストがかかります。そのため、認定要件を満たすかどうか以前に、できる限り早く処分することが望ましいです。しかし、実際には処分に困っているようなケースが少なくありません。

なかには、原野商法詐欺に引っかかり、購入させられた土地の処分に困っているケースもありました。原野商法とは、値上がりの見込みがない山林や原野を「別荘地として値上がりする」などと勧誘して売りつける方法です。原野のままとなっている土地を保有し続

け、固定資産税だけがかかり、どうすればいいか分からず放置してしまっているのです。

過去に別荘ブームが起きた頃に購入した遠方の別荘の処分に困っているようなケースもあります。当時は何億もの価値があった別荘ですが、現在は「負動産」といわれるほど人気がなくなり、１０００万円程度で投げ売りされることが相次いでいます。

また、コスト面だけでなく、放置した土地や建物は、勝手に侵入されるなど近隣トラブルや犯罪につながる可能性があります。場合によっては行政指導が入ってしまい、医療法人のイメージに傷がついてしまうこともあります。

このようなデメリットしかないうえに認定要件に抵触するので、早めに処分を検討すべきです。認定医療法人制度の申請を機会に対応方法を考えておく必要があります。

なお、病院や診療所の一部で、現在使っていない休床中の病棟があるケースもあります。しかし、この場合は遊休財産となる可能性は低くなります。利用されていない建物が一部のみで、その部分のみの価額の評価が難しい場合は、建物全体の評価で決められるためです。ただ、気になる場合は一度確認します。

中小規模の診療所やクリニックには、あてはまるケースは少ないですが、奨学金制度を用いている場合は要注意です。ここでいう奨学金制度とは、自分の医療法人で将来働いてもらうことを前提として、大学生や看護学生に対して奨学金を貸し付ける制度です。

奨学金を含めて、貸付金については、医業に必要な資産とはみなされないため、遊休財産となります。

分院展開や建物の建て替えなどの資金は遊休財産から控除される

将来の特定事業のために貯めた資金である特定事業準備資金は、遊休財産から控除されます。例えば、近々分院展開や病院・クリニックの建て替えのために、必要な資金をためているような場合です。しかし、特定事業準備資金と認められるには条件があり、次の条件をすべて満たしておかなければ遊休財産から控除されません。

①当該資金の目的である事業が、定款において定められていること
②当該資金の額が合理的に算定されていること
③当該資金の目的である事業ごとに、貸借対照表において次の科目をもって掲記し、ほ

かの資金と明確に区分して経理されていること

(a)資産の部　○○事業特定預金（固定資産のその他の資産に掲記）

(b)純資産の部　○○事業積立金（積立金に掲記）

④当該資金の目的である支出に充てる場合を除くほか、取り崩すことができないものであること。ただし、正当な理由がないのに当該資金の目的である事業を行わない事実があった場合には、理事会及び社員総会の議決を経て、当該資金の額を取り崩さなければならないこと

この条件を1つでも満たしていない場合は、たとえ2~3年後に分院展開を控えていても遊休財産とみなされます。「②当該資金の額が合理的に算定されていること」については、建築会社などの見積書や、既存施設の建築年や価額が分かる資料などで根拠を示しておく必要があります。

直近で法令違反があると認定要件に抵触する

認定医療法人制度の申請時に法令違反があった事実があれば、移行計画の認定手続きができません。ただ、実際はほとんどないケースです。

なお、法令違反があったとしても昔の話で、今は改善されているのであれば認定要件を満たすことができます。というのも、法令違反に関して認定要件として確認されるのは、申請した会計年度と前会計年度です。例えば3月決算の法人が、過去の法令違反を2024年10月に改善した場合、2026年以降に認定医療法人制度の申請ができるようになります。

移行計画の認定を申請する際の注意点

出資持分評価額を算出して認定要件について確認したら、社員総会の議決を経て、認定医療法人制度に申請します。具体的な手続き方法の詳細は割愛しますが、移行計画の認定を申請する際には、次の点に注意して手続きを進めるようにします。

①認定される前に相続が発生したら早急に対応する

29ページの図5のとおり、認定医療法人制度の認定前に相続が発生した場合は、相続税の申告期限となる10カ月以内に認定を受ける必要があります。認定医療法人制度の申請時、万が一のことが起きたら、相続が発生した旨を申請書類に記載することで対応します。認定が間に合えば、相続税の支払いは5年間猶予されます。

気を付けるべきなのが、10カ月以内に申請すればよいのではなく、認定を受けて、納税猶予の手続きを済ませないといけない点です。つまり、役員体制や認定要件の不備を見直す期間も含めて10カ月となるので、かなりタイトなスケジュールになってしまいます。申請しても不備があって手戻りを繰り返していると期限に間に合わないことも十分考えられます。

提出する決算書の内容が、認定要件に抵触するものであれば、早急に検討して対応していかないといけません。移行計画の認定前に相続が発生して、認定要件を満たしていない場合は、よほど認定医療法人制度に精通した専門家でないと、対応困難になります。

もちろん、相続が発生する前に認定医療法人に移行することがいちばんです。万が一の事態は誰も予測ができないので、早めに動きだすようにします。

②認定を受ける前に持分なし医療法人に移行しない

出資持分を放棄するのであれば、移行計画の認定を受けたあとに行います。そうでなければ、認定医療法人制度を活用することができないので、出資持分を放棄した際にみなし贈与税がかかります。

本書を読んだ人は当たり前に思えるかもしれませんが、実際に誤って認定前に出資持分を放棄してしまったという話を何件か聞いたことがあります。周りに認定医療法人制度に詳しい人がいないので、このようなミスが発生したと考えられます。

認定医療法人に移行するまでにやるべきこと、移行後にやるべきことには違いがあり、順番を守る必要があります。順番を間違えないように十分気をつけます。

③認定手続きを多くこなしている専門家に任せること

認定医療法人の認定手続きは、役員体制の確認や認定要件など、かなり個別性が強いところがあります。そのため、窓口を各都道府県にしてしまうと基準が曖昧になり、混乱を招く可能性があるので、窓口は1カ所となっています。

窓口が1カ所なので、認定手続きをたくさん対応している人は、すでに厚生労働省の担当者と何度も面談を行っており、顔見知りの関係になっています。担当者との関係構築ができており、認定手続きをスムーズに進められる傾向にあります。

認定手続きの経験が多いということに加え、先方の担当者と親密になっているので、安心して対応を任せられます。期限が迫っているなか、都度申請書類を修正するようなことになるとストレスです。認定手続きの経験がない人とは雲泥《うんでい》の差となるので、認定手続きに慣れた人に極力依頼するようにします。

認定医療法人に認定されたあとの注意点

無事、認定医療法人に認定されたら、5年間の納税猶予の間に、持分なし医療法人への移行を本格的に検討します。持分なし医療法人へのスケジュールを策定し、出資持分の一部払い戻しの有無を確認するといったことが必要になります。認定医療法人に認定されたら、次の2点は注意して取り組むようにします。

①認定医療法人への認定後に相続が発生したら冷静に対応する

認定医療法人に認定されてから、持分なし医療法人に移行するまでに相続が発生することも考えられます。ただ、この場合はすでに納税猶予の手続きを済ませている状態なので、認定前に比べれば慌てて対応するようなことはありません。ただ、持分なし医療法人に移行したあとに相続が発生した際より、全体の相続税納付額は高くなることになります。

移行前に相続が発生した場合は出資金の持分を含めた全財産に対し相続税が計算されるため高い税率が適用されます。その相続税額から出資金の持分のみの相続税額を算出し差し引くので、出資金の持分評価額以外の財産にかかる税率が高い税率で計算されるためです。よって認定されてからは可能な限り早めに持分なしに移行することが重要です。

②移行計画の認定後もフォローを受ける体制を整えること

認定医療法人制度については、まずは期限内に認定を受けることがいちばん重要となります。移行計画の認定を受ければ、まずは一安心といえます。

しかし、持分なし医療法人への移行は5年と余裕があるとはいえ、相続・医業承継対策としてはこれからというところです。出資持分の一部払い戻しなどの対応が出てくることがあります。親子承継、M&Aなど後継者探しも早めに検討する必要があります。また、持分なし医療法人に移行したら6年間は認定要件を満たさないといけません。

そのため、移行計画に認定されたあとも、フォローしてもらう体制を築いておくことが重要となります。何もフォローがなく、長時間経過するとあとあとトラブルが起きることがあります。もし、認定要件を満たせなければ、免除されたはずの相続税・贈与税の支払いが発生します。

相続・承継問題は人生設計に大きく関わる話で、一過性の問題ではありません。長く付き合えるパートナーを見つけ、長期的な関係構築をしておくことが肝要です。

持分あり医療法人のままでいたほうがいいケースはあるのか？

持分なし医療法人に移行するかどうかは、移行計画の認定を受けてからの5年間の猶予期間で検討することで問題ありません。ですので、認定要件を満たしているのであれば、とりあえずは移行計画の認定を受けたほうがいいです。

ただ、持分なし医療法人への移行を検討する過程で、持分あり医療法人のままにすると判断したケースもあります。しかし、出資者が親族だけの中小規模の医療法人の場合は、持分あり医療法人のままでいたほうがいいケースは多くありません。

持分あり医療法人のままでいるのは、大病院のような親族以外の出資者が複数いるケースが多いです。ただ、病院側から考えると、持分あり医療法人のままがいいというよりは、そうせざるを得ないというのが正直なところです。

親族以外の出資者が複数いる場合、出資持分の放棄に反対する人が多数出てきてしまい、社員総会で否決される可能性が高くなるためです。出資者から見れば、払戻請求すれば1億～2億円程度の財産が手に入るというのに、持分なし医療法人に移行されてはたまったものではありません。退職金で補填しようとしても、払い戻し分まで支払われるわけではないので、猛反対すると思います。仮に移行計画の認定を受けることができたとしても、出資持分の一部払い戻しを請求されることになります。実際、移行計画期間中に出資持分の一部払い戻しをするケースは多々ありますが、どこで折り合いをつけるかがポイントとなります。親族以外の出資者が多い病院の場合は、持分なし医療法人への移行は難しいこともあり得ます。

持分あり医療法人のままでいる場合は、出資持分評価額を減らすなどの対策を早めに検討したほうがいいです。自費診療中心のクリニックなど、認定要件をどうしてもクリアできないクリニックもあります。ただ、利益剰余金を減らすことができれば出資持分の評価は下げられるのでなるべく早く役員報酬やスタッフへの人件費、退職金の規程を見直すことが必要です。いずれにしても、一度出資持分を評価して、時間をかけて将来の方向性を検討することには変わりません。

相続対策は、まずは現時点での相続税額がいくらになるかを把握しない限りは何も始まりません。相続税の目安が分かって、ようやく「認定医療法人を活用しよう」「出資持分を減らそう」などの方向性が見えてきます。出資持分評価はもちろん、現在の資産の相続税額を知ることが、相続破産を防ぐ第一歩となります。

［第4章］

税額はケースバイケース
認定医療法人制度を活用して
税負担を軽減した事例7

相続税額がいくらになるのかは、状況によってさまざまですが、認定医療法人を活用したことによって、税負担を大幅に軽減した事例を紹介していきます。

【事例1】赤字続きの医療法人の出資持分が実は莫大だった

持分あり医療法人の相続問題でいちばん怖いのは、出資持分の評価額が現状いくらで、相続税がどれくらいかかるかを把握していないことです。すべての持分あり医療法人は出資持分の評価をすべきで、把握していない人は今すぐ評価額を算出すべきです。

評価をしていないのに、「ここ何年も業績は苦しくて、うちは大赤字だ。内部留保はほとんど残っていない」と思い込んでいる人は少なくありません。特に新型コロナウイルスが蔓延《まんえん》していた時期に売上が激減してしまった場合は、このように考えても無理はありません。当時の苦しい業績を考えると、利益が出ているとは考えにくいと思います。

ただ、19ページの図1にあるように、長年経営していれば医療法人の利益剰余金はどんどん積み上がっていき、利益剰余金が多ければ評価額は莫大になります。多くの持分あり医療法人は20年以上経営していますが、そのうちコロナで打撃を受けた時期は2年程度で、過去に積み上げてきた利益がなくなるほどの損失には至っていないケースが大半です。これまで積み上げてきた利益が完全になくなるほどの業績悪化なら、経営破綻の危機に陥っているはずで、もはや別の問題です。２〜３年業績が苦しくても診療所の経営が成り立っているなら、内部留保は十分ということなので、評価額の試算は必須です。

また、理事長が高齢の診療所やクリニックの場合は、近い将来Ｍ＆Ａや閉院をなんとなく考えているところが多いです。近い将来診療所やクリニックを手放す場合、特に何か対策をしていないため業績が低迷して、赤字決算が続いていることが見受けられます（なお、Ｍ＆Ａを検討するなら、むしろ医療法人を良い状態にして営業権を上げて引き継いだほうがメリットは大きいです）。このような医療法人も、赤字決算だから出資持分評価額がたいしたことないと考えがちです。もちろん、これも大きな誤解です。

赤字決算が続いた小児科クリニックの出資持分評価を実施してみたら……

地方のとある小児科クリニックの理事長Ａさんも、先の２つの理由が重なり、赤字決算が続いていました。Ａさんのクリニックも持分あり医療法人だったので、なんとなく出資持分の話は聞いたことがありました。ただ、まさか赤字が続いている自分のクリニックの出資持分評価額が莫大になるとは考えてもいませんでした。しかし、Aさんのクリニックは、医療法人化して30年と、かなりの業歴があります。

Aさんのクリニックは、赤字決算が続いているが出資持分評価額が莫大だった典型的なケースです。私はその旨をAさんに伝え、出資持分の評価をするよう提案しました。

Aさんは念のため、相続・医業承継に詳しい人に別途業務委託をし、出資持分評価を行いました。その結果、医療法人設立当時の出資金は３０００万円だったのに、30年で20倍の６億円に膨れ上がっていたのです。

６億円というと、相続税率50%（控除４２００万円）に達する水準です。何も対策をしなければ、配偶者も死去し、子１人になった場合は出資持分だけで2億４０００万円もの相続税がかかってしまいます。Aさんは、将来的にM&Aや閉院をなんとなく考えていたにもかかわらず、それまで税理士から出資持分評価のアドバイスを受けたことはなかったといいます。

Aさんが慌てて認定医療法人の活用へ動いたことはいうまでもありません。円満な相続を望んでいるAさんは、最初は2億円を超える相続税額に驚いていましたが、「自分が元気なうちに気づいて良かった」と喜んでいました。現在認定医療法人制度への申請準備中で、認定要件などクリアすべき課題は残っていますが、大きな前進となりました。

Aさんのような事例は比較的多く見られます。「自分ももしかしたら多額の相続税がかかるかもしれない」と思ったら早めに動きだしたほうがよいです。

赤字になると出資持分評価額がかえって上がってしまう?

Aさんのクリニックの場合は、長年の利益の蓄積がここ数年の赤字決算でカバーしきれず、出資持分評価額が膨れ上がっていました。赤字の持分あり医療法人の多くはこのケースです。

ただ、あまり見られないケースではありますが、赤字決算によって、かえって出資持分評価が上がってしまうこともあります。というのも、赤字が続くことによって、出資持分評価の算出方法が変わることがあるためです。

具体的に注意しなければいけないのは、評価直前期末、および評価直前々期末で、利益もしくは純資産がゼロ以下の法人です。このような法人は、「比準要素数1」と呼ばれ、評価方法が通常と変わります。比準要素数1に該当することになると、多くの場合出資持分評価が上がってしまうことが多いので要注意です。

いずれにしても、赤字だからといって出資持分評価が低いとは限らないので、必ずプロの目線で算出してもらうことが大切です。

【事例2】医療法人の規模からは想像できないくらい出資持分が莫大だった

赤字でも出資持分評価が高いこともありますし、小規模の診療所でも思った以上に評価額が莫大になることがあります。「自分の規模では出資持分評価はたいしたことないだろう」といった考えも危険です。

むしろ、小規模の診療所やクリニックほど要注意です。というのも、小規模のクリニックほど固定費が少ない分、利益率が高いので利益がたまりやすくなるのです。たしかに、大規模な病院ほど売上は莫大ではないのですが、支出が小さく、利益がたまりやすいという点では十分注意しておくべきです。

スタッフ10人程度の眼科クリニックの出資持分評価をしてみたら……

Bさんはとある眼科クリニックの理事長です。手術のある診療科目は利益率が高く、さらに眼科は手術時間が短いので回転率が高いという点もあります。眼科医は高収入という話をよく聞きますが、利益率、回転率ともに高いことが要因と考えられます。そのため、利益がたまりやすく、長年経営していると出資持分評価額が大きくなってしまうのです。

Bさんの眼科クリニックは、スタッフ数が10人をちょっと超える程度です。業績は決して悪くなく、30年近く地元の患者に愛されている、地域密着型のクリニックです。ただ、Bさんは事業拡大をしていこうという考えはあまりなく、分院展開や人員の補充を図っていませんでした。そのため、出資持分はたいしたことないだろうと思い、日々の忙しい診療のなかでほとんど考えることはなかったようです。

しかし経営自体は決して悪くなく、Aさんと同様に長年医療法人を経営しています。そこで、私はBさんに対しても出資持分評価を提案したのはいうまでもありません。

出資持分評価を算定した結果、Bさんの出資持分評価額は設立時の出資金１０００万円に対して、35倍にあたる3億５０００万円まで膨れ上がっていました。相続税率は50％

（控除額４２００万円）ですから、法定相続人を1人とした場合の出資持分にかかる相続税は、１億１５００万円になってしまいます。

Bさんはまさか街の小さなクリニックでそんなに相続税がかかるとは思っていなかったので、びっくりしてしまいます。ほかの相続資産で支払うことができればまだいいですが、なかなか、これだけの額を後継者が用意できるとは考えられません。

Bさんは今でも現役で診療をこなしていますが、すでに70歳を超えています。万が一のことに備え、相続や医業承継についてしっかりと考えなくてはいけない年齢です。

幸いBさんは、眼科医の長男が医療法人を継ぐ予定で、話をしてみたら出資持分の放棄についても同意してくれました。そこで、Bさんはすぐに認定医療法人を活用することにしました。認定要件に抵触するところは、すぐに見直して対応することができて、無事に認定医療法人に移行しています。出資持分の一部払い戻しなどもなく、後継者も決まっているので、スムーズに持分なし医療法人に移行していくと思われます。

出資持分の対策をしなければ、長男は1億円以上もの相続税を別途キャッシュで用意しなくてはいけないところでした。Bさんと長男両人とも安心できたのはいうまでもありません。

認定医療法人制度を活用している医療法人の4割は小規模の診療所

Bさんのように、小規模の診療所でも出資持分評価額が莫大になることは少なくありません。もし、長男以外のほかの出資者がいて、何も対策しないまま数億円単位の払戻請求があった場合は大変です。小規模なだけに、医院経営を揺るがした可能性は十分あります。

厚生労働省の調査によれば、認定医療法人制度を活用している医療法人のうち、約4割は診療所です。ここでいう診療所とは、医療法で定義されている、無床か19床以下の小規模の医療機関です。これくらいの規模の診療所でも認定医療法人制度を活用しているのです。また、純資産で見ると、認定医療法人制度を活用している医療法人のうち、23%が純資産額3億円未満です。あくまで統計上の話ですが、それだけ小規模の診療所・クリニックであっても、認定医療法人を活用するメリットが大きいと考えられます。

［事例3］非医師の子と対立して出資持分の払い戻しを請求された

医療法人の相続でよく話題になるのが、医師の子と非医師の子との間の遺産分割です。実際、莫大な出資持分の払戻請求があったり、遺留分侵害額を請求されたりするケースは少なくありません。また、父親が自分のポケットマネーを使って、配偶者や子どもを出資者にするケースもあります。この場合は、相続発生前から出資持分の払戻請求のトラブルになってしまうことがあります。

自分のお金で出資したのに長女に払い戻しを請求された

Cさんは、地元でも有名な大きな医療法人の理事長で、医師の長男と、非医師の長女がいます。Cさんは医療法人を設立する際、自分のお金を使って、自分はもちろん配偶者、長男、長女も出資者にしていました。Cさんとしては長男も長女も医師になってほしいという思いがあったのかもしれません。しかし、長男や長女は、自分が出資者である事実を最近まで知りませんでした。医療法人設立時は、まだ2人は学生だったため、自分が出資者になっていることを知る由もなかったのです。

２人がＣさんの医療法人の出資者であることを知ったとき、２人が持つ出資持分評価はすでに２億円程度になっていました。医師でＣさんの後継者となる予定の長男は、出資持分を払い戻してほしいとは言わないと思います。問題は、非医師の長女です。非医師で、しかも医療法人の経営にも関わっていない長女が出資持分を持っていても意味がないので、予想どおり出資持分の払い戻しを請求してきました。

長女から見れば「それ、私のお金でしょう？」という話になるので当然なのですが、Ｃさんとしては黙っていられません。長女の出資金は、自分のポケットマネーから出資したものなので、「もともとは俺の金なのになんで請求してくるんだ！」という気持ちです。これも、Ｃさんの立場から見れば当然です。結局、お互いの感情がぶつかってしまい、Ｃさんと長女は急速に不仲になり、今では対立関係にあります。

医師の理事長と非医師の事務長のきょうだいバトル

次に、医師の子、非医師の子どもが医療法人の経営に関わっているケースです。この場合、医師と非医師の立場の違いから病院経営の方針を巡って対立することがあります。

数年前に亡くなったDさんの長男は医師になり、Dさんが設立した持分あり医療法人の理事長です。Dさんには、もう一人非医師の次男がいますが、現在は長男の病院の事務長を務めています。

事務長は管理上の手続きや事務作業だけでなく、理事長に代わってスタッフをまとめたり、意見を吸い上げたりしてくれます。理事長やスタッフとの関係性が良ければ、病院経営上、大きな力を発揮してくれる存在です。しかし逆に関係性が悪いと、円滑な病院経営の妨げになることもあります。Dさんの長男と次男の関係も、かなり悪いものでした。

長男と次男は、とにかく意見がぶつかっており、常に対立していました。長男は非医師を下に見てしまう傾向があり、次男はそれに強く反発し、お互いの話を聞く耳を持っていませんでした。

これでは病院経営が前を向いて進んでいけるわけがなく、長男の病院は業績が悪化する一方でした。結局、長男と、同じく医師である長男の妻が医療法人を出ていくことになり、非医師の次男が一時的に理事長になることになってしまいました。

基本的には、理事長に就くことができるのは医師もしくは歯科医師です。しかし、都道府県の認可を受けることができれば、非医師でも理事長にできます（医療法第46条の6）。例えば理事長が死去した際に、次の後継者が見つかるまでの間、非医師の妻が理事長になることができます。万が一の際の医業承継がスムーズにできるので、よく見られるケースです。今回の場合は、外部からの理事を同族の理事と同数就任させることで認可されました。各都道府県で条件や手続きに違いがあるので、詳細は窓口で確認が必要です。

なお、長男は医療法人を退社したので、出資持分の払い戻し請求権が発生します。もちろん、長男は出資持分の払い戻しを請求しました。長男は、そのお金を別のクリニックを立ち上げる際の開業資金にしたとのことです。ただ、病院の規模に比べれば、長男の出資持分は大きくなく、幸いにも病院の経営には大きな影響はありませんでした。

ただ、長男と次男が対立している間に、医療法人の経営は悪化していました。理事長が代わったことで、どう立て直していくかが気になるところです。

医師と非医師の子がいるような場合も早めに認定医療法人を活用する

医師と非医師が出資持分を持つような場合でも、認定医療法人は検討の余地があります。出資持分を保有することで、換金性のない資産に対して莫大な相続税が発生することは、誰でも避けたいことです。

認定医療法人の認定を受け、5年間で出資持分をどうするか決めていくようにすれば、とりあえずは莫大な相続税の支払いはなくなります。認定医療法人の認定を受けてからでも一部払い戻しはできる旨を説明したり、ほかの代替案を示したりすることで、理解を得ることが大切になります。

【事例4】離婚したあとに想定される出資持分トラブル

「夫婦の3組に1組は離婚する」といわれるように、今では離婚することは珍しいことではなくなっています。肌感覚では、年配の医師の離婚のケースはまだ少ないですが、60歳以下では離婚に抵抗のない人が増えている印象です。もちろん、一緒に生きていくことがすべてではなく、別々の人生を歩んだほうがいいこともあります。実際、前向きな気持ちで結婚生活に終止符を打つようなことは最近増えてきています。

ただ、持分あり医療法人の夫婦の離婚では、出資持分の問題が絡んでくることがあるので気をつけないといけません。もし、元妻が出資持分を保有していた場合は、財産分与、養育費、慰謝料といった離婚に関わるお金とは別の問題として考える必要があります。財産分与や養育費、慰謝料は、医師のお金から支払われるものですが、出資持分は、もともと妻が保有しているものです。もともと持っている資産を現金化してほしいということなので、ほかの離婚に関わるお金とはまったく別です。

もともと離婚するような話になっていなくても、出資持分放棄の話をきっかけとして離婚問題に発展することも考えられます。数億円単位の話なので、夫婦関係に亀裂が入ってもおかしくはありません。

配偶者の出資持分評価額が6億円に！

Eさんの医療法人では、出資持分評価をしたら15億円程度でしたが、そのうち社員である非医師の妻の出資持分評価額が6億円に膨れ上がっていました。非医師の妻と離婚する場合は、医療法人を退社して出資持分の払い戻しを請求する可能性がかなり高いです。

　持分なし医療法人に移行しようとしても、妻は払い戻しができなくなっては困るので、出資持分の放棄を拒否することが考えられます。さらに、子どもも社員で、妻に付くようなことがあれば、社員総会で否決される可能性が高くなります。68ページで、長女の夫が社員になっていると誤認し、退社を促したがすんなりと「退社してもらいましょう」とならないのは、自分の考えに1票入れてくれる人を失いたくないためです。

　また、認定医療法人に認定されたとしても、持分なし医療法人に移行する前に一部払い戻しは可能なので、確実に妻は払い戻しを請求することになります。先の例のように、6億円もの額を請求されることになれば、医院経営を大きく揺るがすことになります。

相続人全員が納得する遺言書を用意しておく

　相続の場面では遺言書が非常に重要となります。特に相続人間で対立が起きていたり、先のように出資持分の一部払い戻しが絡んだりする場合は、遺産分割でもめやすくなります。

持分なし医療法人に移行しておけば、遺産分割で大きな偏りが出るリスクは大幅に軽減されます。とはいえ、多くの開業医はほかにも預貯金や不動産など多くの資産を持っているケースが多いです。それだけに、遺言書で資産をどのように分配するか決めておくことがとても重要になります。

しかし、遺言書で不備があると、遺言の内容が無効とされてしまうので注意が必要です。また、残された家族の要望や気持ちを汲み取っていないものや、解釈が人によって分かれるような場合は、かえってもめ事の元になってしまいます。預貯金、不動産、有価証券など、資産状況が複雑であるほど具体的かつ正確に記載する必要があります。一つでも相続財産が抜けていたり、曖昧なままになったりしていると、相続人の間で遺恨が残る可能性があります。

遺言書には、「自筆証書遺言」「公正証書遺言」「秘密証書遺言」の3パターンがあります。円満な遺産相続のために、いちばんお勧めするのは無効や紛失などのリスクが少ない公正証書遺言です。

●自筆証書遺言

被相続人が自ら紙とペンを使って、遺言を書き遺す方法です。本人確認や公証人が不要で、手数料もかからない最も簡単な方法のため、自筆で遺言を書き遺す人も少なくありません。しかし、公証人によるアドバイスがないので、遺産内容が不正確になったり、記載に不備があって無効になったりするリスクがあります。

そのため２０２０年7月10日から自筆証書遺言保管制度ができ、法務局において自筆証書遺言が適正に管理・保管されます。この制度により自筆証書遺言でも作成ミスや紛失・改竄《かいざん》等も防ぐことができます。

●公正証書遺言

公証人の目の前で遺産の内容を打ち合わせ、その内容に基づいて正確にまとめて作成します。そのため、正確で確実に実行できる遺産内容になります。公証人に記載を依頼することもできるので、病気などで自分が書くことが厳しい場合も問題ありません。遺言状は公証役場に保管するので、紛失や偽造のリスクもなくなります。財産価格によって数万～

数十万円の手数料がかかりますが、最も確実な方法です。

●秘密証書遺言

家族に遺言内容を秘密にしたい場合に用いられる方法ですが、無効や紛失のリスクもあり、使用されたケースはほとんどありません。

いちばんの理想は、元気なうちに公正証書遺言を作成しておくことです。病気になってからでは気弱になってしまい、冷静な判断ができなくなります。また、認知症などで作成時の意思能力が疑われると、効力を巡って死後に裁判になることもあります。

公正証書遺言であっても、遺言書の撤回、修正は可能です。折に触れて見直して、現状ベストな方法か、以前と気持ちや考え方が変わっていないかをチェックします。また、財産状況、経済情勢、結婚や出産、離婚など家族構成の変化があった場合も、遺言内容の見直しが必要となります。

誤字脱字程度の修正であれば話は別ですが、大きな修正があった場合は、なるべく修正前の遺言書は破棄します。法的には、新しく修正したほうが効力を持ちますが、新旧で差があると、遺族は複雑な気持ちになります。

また、遺産分割にどうしても偏りが出てくるような場合は、遺言書の最後にメッセージを書き添えるといいです（付言事項といいます）。「今までありがとう」などのメッセージを書いたうえで、「法定相続分と違うのは、〇〇の理由からだ」など理由を付け足すのです。そうすることで、遺族は納得した気持ちになり、対立が起きにくくなります。

民事信託を活用して前妻の子にどう財産を渡しておくか明確にしておく

前妻がEさんの死後遺贈により財産を得たあとに死去した場合には前妻の実子である子F、子Gが相続により前妻の財産を受け継ぎます。

このような二次相続が起こる場合に備えて、民事信託という仕組みを活用することも一つの手段です。

民事信託とは、自分の財産を信頼できる人に預けて、その人に財産の管理・処分をしてもらう制度です。基本的に家族に任せることが多いので、家族信託ともいわれます。民事信託は、次のように、委託者、受託者、受益者で成り立ちます（図17）。

［図17］　**民事信託の仕組み**

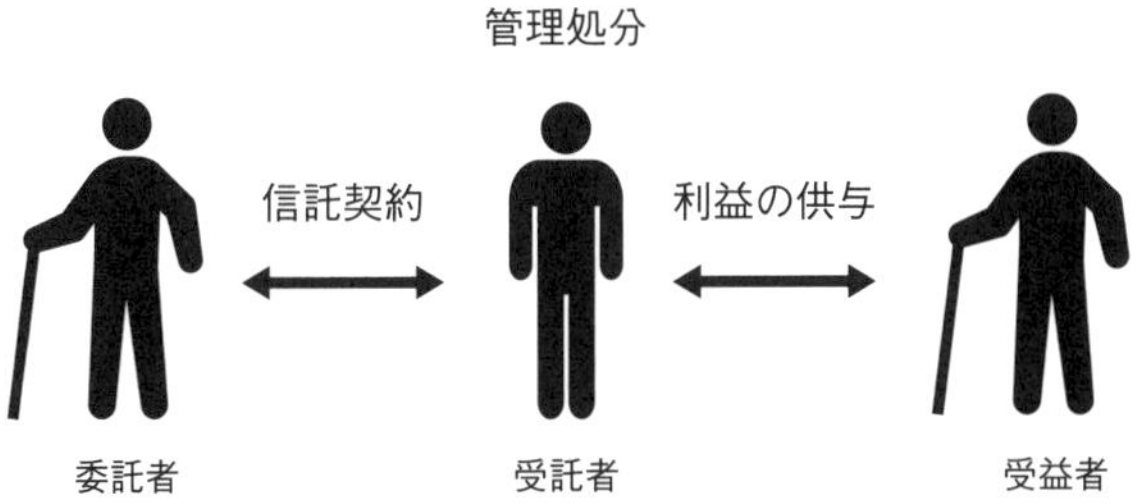

・委託者：財産を持っている人
・受託者：財産を管理する人
・受益者：利益を享受する人

民事信託を利用することで、例えば「自分が死んだら前妻にいくらか財産を渡す。前妻が死んだら、長男に渡す」と決めることができます。

例えば離婚、再婚後に相続が発生した場合、前妻の子、後妻でさまざまな感情が絡んでくるので、遺産分割が複雑になる可能性があります。前妻の子は「生みの親でない後妻に遺産を渡したくない」、後妻は「自分の子でないのに遺産を渡したくない」と考えることは、十分想定されます。特にお互いが疎遠な関係であるほど、対立する可能性は高くなります。

［図18］　後妻を受益者として前妻の子を受託者とするケース

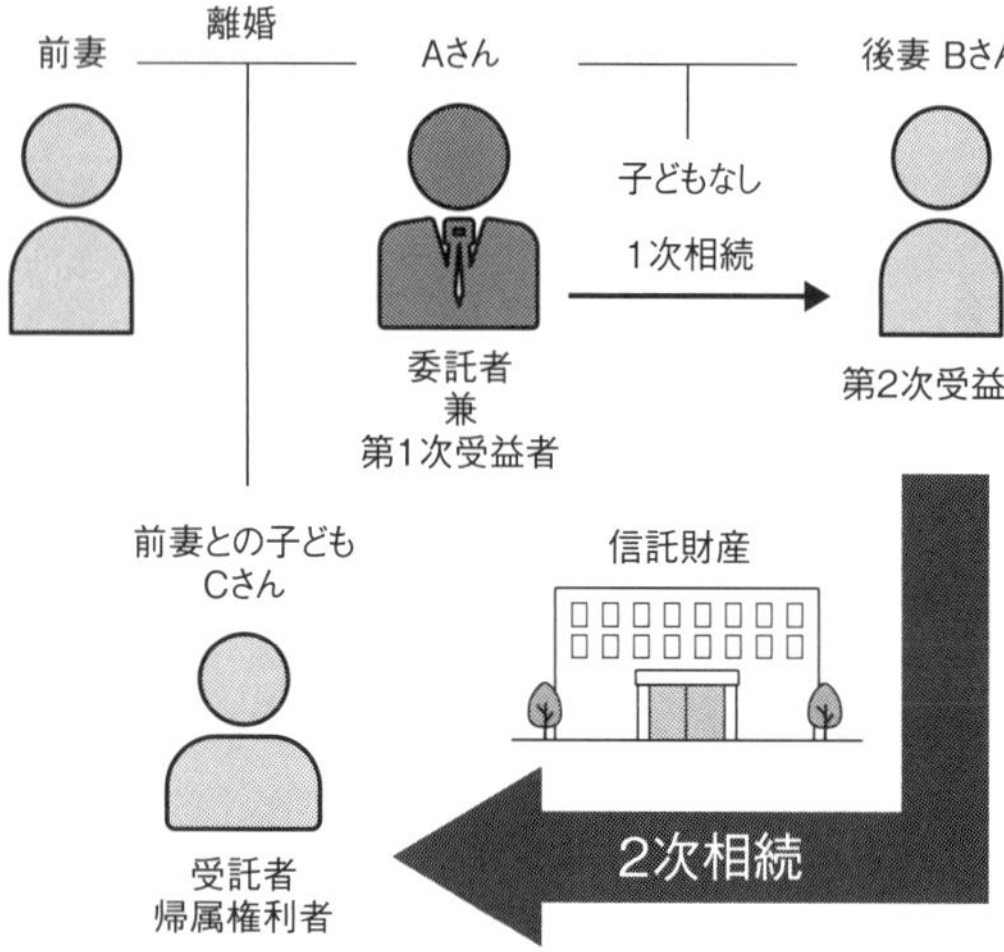

このようなトラブルを避けるためにも、民事信託を活用する手があります。後妻との子がいない場合を想定します（図18）。この場合、受益者を後妻にしておけば、「自分の持っている不動産を後妻に渡すが、後妻が死んだら前妻の子に渡す」と取り決めることができます。

このように取り決めておくことで、後妻と前妻の子が、遺産分割の場で感情がこじれてしまう可能性は少なくなります。

死亡保険金の受取人を前妻のままにする

離婚後にあえて前妻を死亡保険金の受取人のままにしておき、相続が発生したら前妻に支払われるようにするという手もあります。死亡保険金は、遺産分割の偏りをカバーするためによく使われる方法でもあります。

死亡保険金は、厳密には相続財産ではありません。みなし相続財産の扱いになるので、相続税の計算には含まれますが、遺産分割協議書を作成する際は記載項目から外れます。離婚後、前妻には相続権がありませんが、そもそも生命保険は受取人の固有財産です。そのため、前妻は相続権とは関係なく保険金を受け取ることができます。ただし生命保険の受取人は契約時は３親等以内までが対象となります。よって離婚後に前妻を受取人とする契約はできないので、離婚前に妻を受取人とする生命保険を契約しておく必要があります。

また、保険金は相続財産ではないので、総遺産のなかに巨額の負債が発覚して相続放棄した際にも受け取ることができます。実際に、負債の多い遺産を相続放棄せざるを得なかったものの、死亡保険金で賄えたという事例もあります。

［事例5］子どもがいない場合の出資持分対策トラブル

一見すると、子どもがいない場合は、出資持分の払戻請求や遺産分割といったトラブル要素は少なく、問題はシンプルに見えます。しかし、子どもがいない場合であっても、思わぬトラブルに見舞われるケースはあるので注意が必要です。

子どもがいない場合には誰が相続人になる？

子どもがいる場合の遺産相続については、基本的には妻と子どもで1／2ずつ遺産を分け合うことになります。例えば、長男と次男がいた場合は、妻が1／2、長男と次男が1／4ずつになります。

では、子どもがいない場合、遺産はすべて配偶者のものになるかといえば、決してそんなことはありません。子どもがいなければ、亡くなった被相続人の両親や祖父母、兄弟姉妹が相続の対象となるのです。

まず、被相続人が亡くなった時点で両親や祖父母が存命だった場合の法定相続分は、妻

［図19］　**法定相続人の優先順位**

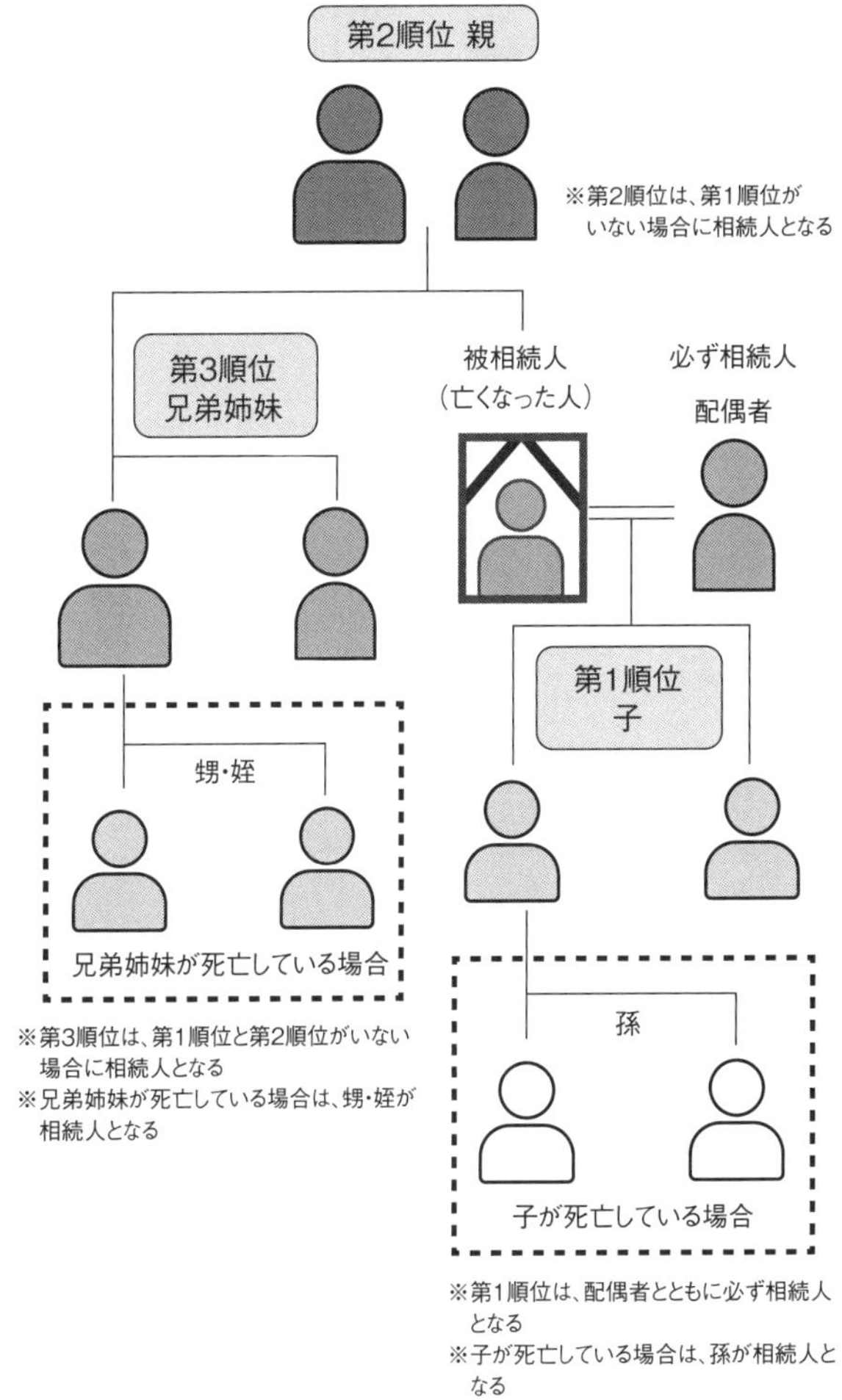

に2／3、両親や祖父母に1／3となります。両親や祖父母が亡くなっている場合の法定相続分は妻が3／4、兄弟姉妹が1／4になります。

高齢の人が被相続人の場合は、兄弟姉妹が亡くなっているケースも少なくありません。その場合は甥や姪が相続人になります。つまり、子ども、両親や祖父母、兄弟姉妹、甥や姪の優先順位で相続人が決まっていきます（図19）。いずれにしても高い割合で、遺産分割でもめる可能性が高くなる点は注意しないといけません。

妻と、亡くなった夫の両親、兄弟姉妹とは疎遠なケースもあるのです。疎遠な人に親族の財産を持っていかれると考えると面白くないと考えるのも不思議ではありません。妻から見れば「なぜ夫の両親（もしくは兄弟姉妹）に遺産を渡さなければいけないのか？」と考えると思います。義理の両親や兄弟姉妹から考えれば、当然逆に考えることになります。

子どもがいない場合の遺産相続では、感情的に収まらず、遺産分割協議でもめやすくなってしまうので、注意が必要です。

遺言書や民事信託を活用する

もめることが想定される遺産相続であるほど、遺言書を遺しておくことが必要です。特に子どもがいないケースであれば、遺言書の用意は不可欠といえます。例えば「〇〇の財産を妻に相続させる」といった内容のものです。

「子どもがいないので、遺産はすべて妻に相続させたい」と考える人もいます。しかし、すべての遺産を相続させる旨の遺言書を作成すると、ほかの相続人から遺留分を請求されることになるので注意してください。ただし、兄弟姉妹には遺留分はありません。被相続人の両親が亡くなっている場合は、兄弟姉妹の理解を得ることは必要になりますが、「遺産をすべて妻に相続させる」ということも検討の余地があります。

また、民事信託を活用して、妻が亡くなったあとの遺産をどうするかを決めておくことも必要です。妻が亡くなった場合も、同じように法定相続人は妻の両親や祖父母、もしくは兄弟姉妹、甥や姪になります。

「自分が死んだら自宅を妻に渡すけれど、妻が亡くなったら兄弟や甥、姪に渡したい」という際も、民事信託は有効です。民事信託を活用することで、財産の流れをコントロールできるので、検討の余地は十分あります。

【事例6】後継者不在で持分なし医療法人のＭ＆Ａを実施する

子どもがいない、診療科目が異なるなど親族に後継者がいない場合には、基本的にはＭ＆Ａを検討することになります。実際、医師の後継者不在率は上がっていますが、肌感覚でも後継者不在で悩んでいる医師は増えていると感じています。

リスクを取って開業したいと考える勤務医は以前より少なくなっているものの、開業意思を持っている勤務医は一定数います。医師の働き方改革で、時間外労働に上限が設けられたとはいえ、勤務医は労働環境が過酷なところが背景としてあると考えられます。

ただ、リスクを取りたくないという最近の傾向は変わらないので、リスクの低い承継開業を検討する勤務医は増えてきています。後継者がいない売り手と、低リスクで開業したい買い手が増えているので、今後Ｍ＆Ａの件数は増えていくと考えられます。

そこで、持分なし医療法人のＭ＆Ａのケースを紹介します。

出資持分なし医療法人のＭ＆Ａで売り手・買い手にも大きなメリットに

とある持分なし医療法人の理事長であるＨさんは、売上が1億円未満の、小規模のクリニックを経営しています。Ｈさんの子どもは非医師で後継者がいません。ただ、小規模のクリニックではありますが、16年以上経営している自院を誰かに継いでほしいと考えていて、Ｍ＆Ａを検討していました。

持分あり医療法人の場合は、出資持分を買い手が個人で買い取ることになってしまいます。自分のキャッシュで出資持分の支払いをして、しかも節税対策ができません。

しかし、持分なしであれば出資持分は放棄されているので、買い取るのは最初の出資金だけです。１０００万円が出資金であれば、１０００万円だけ個人で買い取ります。

まさに、Ｈさんの医療法人がこのパターンでした。Ｈさんは、買い手のＩさんに気持ちよく継いでもらいたいという思いがあり、少ないスタッフ数ながら労働環境を見直し、必要に応じて設備を買い替えました。こうすることで、営業権を高くすることもできるので、Ｈさんは納得した形で長年経営したクリニックを売却することができました。

引き継いだＩさんの問題は、買い取った医療法人の運営に必要な融資です。個人事業主ではなく医療法人名義でお金を借りるので、銀行からの融資も通りやすくなります。

Ｉさんのケースでは、合計で８５００万円の融資が無事下りました。しかも返済期間は15年と好条件です。Ｉさんは個人で融資を受けた資金で出資金を買い取り、法人で融資を受けた資金で買収金額の一部を退職金に充当、残りを運転資金に充当しました。

退職金を支払うことで赤字となり、さらにその赤字は繰越欠損金となり当面法人税の負担が無いため資金繰りでメリットを享受できました。また個人でお金を借りるわけではなく、医療法人でお金を借りるので個人で借りた場合の返済額分を役員報酬を増額する必要もなく、Ｉさんは、承継開業することで、思ったより手元に残るお金が増えたと喜んでいました。

持分なし医療法人のＭ＆Ａで、Ｈさんは売却益を得ることができ、Ｉさんは資金繰りにあまり悩まず承継開業できました。今のところはまだ少ないですが、今後は認定医療法人制度を活用した持分なし医療法人のＭ＆Ａ事例は増えてくると考えられます。

M&Aが成立しなかったケース

Hさんと I さんの例のように、M&Aは両者にとってメリットのある形で売買が成立するのが理想といえます。売り手としては、早急に高値で売却したいと思うのが心情ですが、買い手のメリット・デメリットも考慮しないと大きなトラブルにつながります。認定医療法人制度の話とは直接関係ないですが、一つ事例を紹介します。

ある日、顧客である医師Jさんから、「後輩の医師のKがクリニックを購入して承継開業を考えているから相談に乗ってほしい」と依頼がありました。そこで、私はKさんにコンタクトを取り、状況をヒアリングすることにしました。話を聞くと、承継開業先として考えているのは、現在アルバイトで働いているクリニックで、ちょうどM&Aの意向表明書にすでに捺印して先方に渡す直前でした。

ただ、確認したところ、とても意向表明書を提出するような状況ではありませんでした。というのも、売り手の売買内容などがメモ書き程度で渡されているだけで、クリニックの業績などは一切明記されていなかったのです。

「これで売却する気なのか」と私は驚いてしまい、とにかく意向表明書を提出する段階ではないとKさんに説明しました。さらに、売り手の顧問税理士を通じて、「せめて3年分の業績資料を示してもらわないと判断できない」と依頼しました。しかし、売り手の医師が出てきて、「お金の問題じゃないから情報は一切開示しない」というのです。これで、意向表明書を交わす直前だったというのが驚きです。

あまりにひどい対応なので、「このままでは話を進めることはできない」と売り手の医師の顧問税理士に連絡しました。先方からは「あなたが介入してややこしくなった」と不満を言われてしまいましたが、こんなことはあってはいけません。絶対に止めるべき事態です。その後、ひともんちゃくあったものの、ようやく3期分の決算内容を見せてもらうことができました。

ただ、決算内容を見てみると、3期連続赤字、多額の借入金、債務超過といった問題だらけだったのです。これでは、Kさんは、開業した途端に多額の負債に苦しむことになってしまいます。医療法人のM&Aは、買い手にとっては資産やスタッフだけでなく、負債も引き継いでしまうリスクもあるので注意しなければいけません。その状況をKさんに説明して、結局M&Aを取り下げることになりました。

これだけでは、売り手の医師が悪者のように感じるかもしれません。しかし、実際に話をしてみると、売り手の医師は人柄の良さを感じる人でした。実際に、地域医療を守るために自分のクリニックを承継してほしいという想いがあったように感じます。きっと、医師としては、本当に良い先生だったのではないかと思います。だからといって経済的なことを無視してM&Aを進めてはいけません。このケースでは、確実に買い手であるKさんが不幸になってしまいます。私は、医師に言われるがまま決算資料を見せなかった顧問税理士の対応に不満を感じてしまいました。あまりにもM&Aによる双方の影響を考えていないと思ったからです。

医師は、本業である医業に専念したいと考えていますし、実際そうあるべきだと思います。それだけに、経営内容や財務状況については、顧問税理士がしっかりと医師に伝え、対策をアドバイスすることが責務であると思います。

強引に話を進めてくる仲介業者に注意する

Kさんの事例のように、必要な情報を公開することなく、M&Aを強引に進めるべきではありません。買い手が、デューデリジェンスを果たし、売り手・買い手双方のメリットがあるように進めていく必要があります。しかし、現実はそうはなっていない実情があります。

実際、Kさんの事例のようにM&Aによる売り手・買い手、そして地域医療に与える影響に対して意識の低い税理士は存在します。また、M&Aの売り手、買い手双方のメリットやデメリットを抽出することなく、ただ形式的に進めて強引にマッチングする仲介業者は存在します。

M&Aというと、仲介業者から頻繁に営業電話がかかってきて嫌気が差している人も多いです。M&Aと聞くだけで「また営業？」と思って、これ以上話を聞きたくなくなる人も少なくありません。たしかに、高額な手数料目的の仲介業者はたくさんいますし、今後も増えていくと思います。

しかし後継者が不在なら、M&Aは一度検討すべき避けては通れない課題で、M&Aの専門家選びは重要になってきます。必ず複数の選択肢を用意して、最適な条件でM&Aを成立させてくれる人に依頼してください。あらゆる専門家選びに共通しますが、最初から

1人の専門家に絞らず、複数の人に相談して、最も信頼できる人を選ぶようにします。

後継者が決まっていない状態で認定医療法人を活用してもいい

厚生労働省のデータによると、後継者が決まっていない状態で認定医療法人制度を活用したケースが約４割あることが分かります。親子承継にしても、Ｍ＆Ａを実施するにしても、認定医療法人制度を活用したほうがメリットのあるケースは多いです。

後継者の有無については、医師の子どもが自分と同じ診療科目で、しかも自院を継ぐ意思があるかどうかで決まるので、ある程度は予測できます。子どもがいなければ、その時点でＭ＆Ａを検討しておく必要があります。

また、後継者が決まっていなくても、自分の将来設計や家族関係などを具体的に整理していくと、方向性が見えてきます。方向性が見えてきたら、後継者を誰にするかを考えながら、最適な道筋を考えるようにします。将来を見据えて、認定医療法人制度を活用したほうがいいと思うのであれば、早めに動き出すことが大事です。

［事例7］後継者不在でＭ＆Ａも難しく閉院・解散する

極力地域医療を存続させるためにも、後継者不在であればＭ＆Ａを第一に検討することが重要で、閉院・解散は最終手段です。

実際、医師が長年診療することは地域の患者にはとてもありがたいことです。しかし、高齢化に伴い、どうしても健康上の不安は大きくなります。今は生涯医師として現役で活躍したいという人だけでなく、ある程度の年齢に達したら引退して余暇を楽しみたいという人も増えています。このように考えるのであれば、なおさら引退後のライフプランを早めに考えて、Ｍ＆Ａから検討していく必要があります。

ただ、どうしても後継者が見つからなければ閉院・解散せざるを得ないこともあります。また、業績の悪化や地元の患者のニーズを考えても、閉院せざるを得ないこともあります。Ｍ＆Ａに比べると、閉院は自分で選べるので、好きなタイミングで引退できる点はメリットではあります。医師の高齢化や生涯現役以外の選択肢を持つ人が増えてきたことで、Ｍ＆Ａだけでなく、閉院・解散のケースも今後は増えてくると考えられます。

クリニック閉院後に建物が放置されているケース

内科クリニックの院長であるＬさんは、後継者が見つからず、Ｍ＆Ａを検討していましたが、新患が減ってきて、近年は業績が悪化していました。Ｌさんはすでに70代後半に差しかかっており、建物の老朽化も進んでいたので、買い手がつかないことを見越して閉院を決断しました。

ただ、鉄筋３階建てのクリニックの建物を解体するには、資金負担が思いのほか大きかったのです。しかも、クリニックの場合は、レントゲン室が放射線の漏洩《ろうえい》がないように特別な構造になっていることもあり、撤去費用がかさむところがあります。取り壊しにかかる費用を試算したところ、３０００万円とのことでした。

結局、Ｌさんの内科クリニックは建物はそのままの状態で、解体のめどがついていない状況です。

Ｌさんのクリニックのように、特に地方では閉院した病棟が放置されているのが増えてきた印象です。

新患が減って、業績が悪化してきてからでは、なかなか承継したいという人はいません。また、業績が悪化してからでは、医療機器や内外装の建て替えなどに投資することが難しくなってきます。Ｌさんが50代くらいから設備や人材へ資金を投入していれば、まだ状況は変わって、Ｍ＆Ａなどでクリニックを存続できた可能性はありました。

クリニックを存続させたいという意思があるなら、今後の将来設計を含めて、早い段階で医療機器や人材などに投資していく必要があります。

［第5章］

持分なし医療法人への移行は
早ければ早いほど良い
相続破産を防ぎ
地域医療に欠かせない存在になる

まずは認定医療法人制度の認定に向けて早く動く

持分なし医療法人に移行するか、それとも持分あり医療法人のままでいいか判断がつかない人もいると思います。また、認定医療法人制度で持分なしに移行したいが、認定要件を満たせるか心配な人も多いと思います。

一度移行計画の認定を受けることができれば、5年間は相続税・贈与税の支払いは猶予され、持分なし医療法人への移行をじっくり検討することができます。この間に、理事長が誰に何を相続するのか、誰に医業承継するのかを含めて最適解を生み出すことが理想です。実際に持分なし医療法人に移行するのであれば、認定要件を満たしつつ具体的な相続・承継対策を進めていきます。

まずは出資持分評価を行い、期限が迫っている認定医療法人の活用を検討してみることがいちばんです。ただでさえ、相続対策は日々の忙しい診療のなかでは後回しにしがちです。しかし、認定医療法人制度の期限を守らなければ、数億円単位の相続税の支払いや出資持分の払い戻しを行わなければいけません。認定医療法人制度を活用せずに出資持分を放棄したら、やはり数億円単位のみなし贈与税がかかります。

また、持分あり医療法人の理事長は、すでに70～80代の人が多く、相続や医業承継について考えないといけない時期に差しかかっています。今回、認定医療法人制度の期限が迫っているのは、今まで後回しにしがちだった相続・承継について専門家を交えて考える絶好の機会といえます。結果的に持分なし医療法人に移行しないという結論になったとしても、相続・承継対策を整える大きなきっかけにはなります。

医療法人によって、親子承継、第三者承継（M&A）、解散と選択肢はさまざまですが、何も考えないまま時間が過ぎてしまうことがいちばん怖いことです。「あのとき認定医療法人制度に申請しておけばよかった」と後悔しながら数億円単位もの相続税や贈与税の支払いが発生してしまうことがいちばんの損失です。

移行計画の認定手続きは、早ければ2～3カ月程度でできることもありますが、これは認定要件などが問題なく、書類の提出だけで済むようなケースです。認定要件を満たすために整備する期間を考えれば、1年くらいは必要です。特に役員報酬の調整については、急がないといけない人もいます。

そう考えると、今から動きだしたほうがいい医療法人も多いのです。しかし、私の肌感覚では、本書を執筆している時点で、認定医療法人制度について動きだしている医療法人が増えている印象がありません。どちらかというと、医師の時間外労働上限規制のほうがクローズアップされていて、認定医療法人制度の話題は少ないように感じます。もう少し認定医療法人制度について話題になってもいいはずです。

ただ、認定医療法人制度の期限が迫る頃には、駆け込みで移行計画の認定手続きをする医療法人が増えるとも考えられます。しかし、ぎりぎりになってから動きだすのでは手遅れになりかねません。認定要件を整備するにしても、想定以上の時間がかかるケースも考えられます。

なお、認定医療法人制度の期限が延長になるのではないかという推測をよく聞きます。今回の認定医療法人制度の期限も、２０２３年9月30日から延長されたものです。延長後も移行がなかなか進まないため、再び延長するのではないかという推測です。

しかし、厚生労働省が正式に期限の延長を発表しているわけではありません。たしかに、厚生労働省は、地域医療を存続させたく、持分なし医療法人への移行を推進したいと考えています。一方、財務省はなるべく多くの税金を納税してもらい、国家に貢献してほしいと思っているので、認定医療法人制度には消極的な傾向があります。

つまり、国として認定医療法人制度に対する姿勢が分かれているところがあるので、先行き不透明なのです。

これればかりは神のみぞ知る話なので、あまり楽観的に考えるべきではありません。今回、認定医療法人制度の機会を逃すことで、莫大な相続税負担や、医業承継で大きな問題が起きるかもしれないと考えてください。現状の期限である2026年12月31日をターゲットとして、移行計画の認定手続きに向けて走りだすようにします。

相続・医業承継の問題を抽出できる専門家を1人でも見つけること

認定医療法人制度について走りだすなら、確実に認定を受けられるように整備し、認定要件を一つひとつクリアしていかなければいけません。ただそのためには、持分あり医療法人の相続・承継に詳しい専門家の力を借りることが必須です。そうでなければ、期限が迫ってきても移行計画の認定手続きを進められないなど、リスクが大きくなります。

相続や承継の専門家というと、税理士、司法書士、ファイナンシャルプランナー、相続診断士、弁護士などさまざまです。そのなかでも医療法人の相続・承継の経験が多く、専門性にたけている人を1人でも探し出すことがはじめの一歩です。できれば、問題点を抽出できて、問題解決できるパートナーを紹介できる人を1人見つけるとスムーズに話が進みます。

相続・承継問題は、相続税や贈与税、生命保険、遺言、医療法人に関する知識など幅広い問題に対処しなくてはいけません。これらを1人のプロだけで網羅するのは、そもそも不可能な話なのです。そのため、実際は複数の専門家の力を借りることになるのですが、医療法人の理事長が単独で専門のプロを探し出すことは現実的ではありません。

しかも、おのおのの専門家は、ほかの専門家のテリトリーを侵さないようにしているので、単独の動きが多くなりがちです。そうなると各自で動きがバラバラになってしまい、連携がうまく進まないことが多くなります。認定医療法人制度に限った話ではないですが、専門家同士の連携がうまくいかず、苦労している医業の人は少なくありません。

例えば、脳腫瘍の除去に関しては神の手と呼ばれるような凄腕の外科医がいるとします。その外科医は、脳腫瘍と診断された患者のみ、一日何人も手術をしており、ほかの疾患は治療しません。

実際、医療の現場では医療の高度化により診療する領域の細分化が進んでおり、一方、単一の診療科だけでは対応しきれない患者が増えています。また、一人の患者が多数の疾患を同時に持つことも珍しくありません。

そのため、今は横断的に診察を行い、さまざまな疾患の可能性を診断する総合診療科が増えています。総合診療科で脳腫瘍と診断すれば、先の凄腕の外科医を紹介すればいいのです。総合診療科が窓口となることで、患者のさまざまな疾患に問題なく対応できるようになります。

相続・医業承継問題の解決についても同じことがいえます。まずは全体像を把握して横断的に問題点を抽出します。問題があればベストな専門家を都度紹介するようにします。例えば、税務上の問題があれば、医業承継に詳しい税理士を紹介し、福利厚生規程や就業規則の見直しが必要になればそれに精通した社会保険労務士を紹介します。そういうコーディネートの役割の人が1人いれば、院長は複数の専門家を探す手間がいらなくなりますし、窓口を一本化することで連携がうまく進みます。

本書によって、認定医療法人制度というものがどのようなものか理解できたかと思います。あとは、「自分の場合はどうすればいいのか？」ということだけです。

顧問税理士などに聞いてもよく分からない場合は、何人かほかの専門家にアプローチします。幸いにも、今は情報過多といえるほど、情報がたくさんあります。誰に聞いたらいいか分からなければ、複数探して相談することから始めると良いです。今動くか、動かないかで数千万円、数億円レベルの相続税の差が生まれることもあります。

パートナーとの長期的な関係づくりが円満相続へ導く

相続は残された家族や医療法人の未来に関わる重大な問題です。病気をすれば、どんな医師を選ぶかで命に関わるように、相続では何でも相談できるパートナー選びが重要です。人生のパートナーとして長くサポートしてくれると、とても心強くなります。

相続や医業承継の問題では、パートナーが、医療法人の財産からライフプラン、そして家族間の関係まで調べます。パートナーは病院でいうところの総合診療科ですから、あらゆることを横断的に調べ尽くすのです。

そして問題点が見つかれば、さまざまな対策を講じたり、本質的なトラブルの種を取り除いたりと指南していきます。

認定医療法人制度の活用に向けて動きだすことは重要ですが、単に「移行計画の認定手続きをしましょう」「出資持分を放棄しましょう」だけでは家族全員にとって円満な解決にならないことがあります。そして、この問題は単一の問題だけ扱うプロの専門家だけでは解決しません。

パートナーの力によって、問題点を抽出して最適な解決方法を見いだしていかなければいけません。医療法人の理事長、妻、子どもの立場、そして地域医療という立場において、広い目線で関わらないといけないのです。

認定医療法人の移行計画の認定手続きが済んで、持分なし医療法人に移行するまで5年、持分なし医療法人に移行してから6年間認定要件を満たし続けることが必要です。また、持分なし医療法人に移行したら、どのように後継者に承継しやすい状態にしていくかがカギとなります。つまり、認定医療法人制度の活用に限らず、さまざまな視点で長期的にサポートしてくれるパートナーの存在が、医療法人の相続を大きく左右するのです。

そもそも相続や医業承継は、長く信頼関係を築いて寄り添っていかないと見えてこない問題点もあります。何度も理事長に会って、話を聞いて、時には愚痴も聞いて、ようやく理事長の本音が聞き出せることがあります。場合によっては、相当時間がかかり、2～3カ月の付き合いだけでは見えてこないこともあります。

理事長としても、何度も話をしないと、自分の本音に気づかないことがあります。そもそも信頼関係がないのに、最初から重要な個人情報を明かせるわけがありません。それでは危機管理ができなくなってしまいます。私の経験上、時間をかけて信頼関係を築いていかないといけないことが大半です。

私は財務状況などの数値の問題だけでなく、理事長や家族などの気持ちに寄り添うことが大切だと考えています。具体的には、理事長や家族の性格、考え方、価値観、将来設計などです。これは、「この人なら大丈夫」という信頼を、理事長とパートナーがお互いに構築していかなければできない話です。

お金の話だけにとどまらず、顧客の趣味から休日の過ごし方、お金以外の仕事上の悩みにまで及ぶこともあります。このような話が、解決への糸口になることもあります。

最近、父親の医療法人を継いでいる医師に、「なんのために仕事しているか分からない」という悩みを打ち明けられたことがあります。資金をかけて医療法人の古い建物を建て替える際に「なんで自分がこんなことをしなくてはならないのか」とも思ったそうです。

医療業界に限らない話ですが、このような悩みを持つ後継者は、少なくありません。医療法人を設立して築き上げてきた先代と違い、敷かれたレールを歩いているので、無理もない話です。そこで、私はとある異業種の経営者に会えるイベントを紹介しました。

今まで医療現場にしかいなかった医師にとって、異業種の人と話す機会は刺激的だったようです。その後、「一生懸命仕事していると面白いですね」と話してくれました。

医師と一緒に20年先のライフプランを話し合い、相続、医業承継の話が進んだのは、そのあとのことです。このように、一朝一夕で心を開いてくれるわけではなく、時間がかかることがあります。

ただ、このような関係構築が、「一生の付き合いができる相手」「家族ぐるみで付き合える相手」に発展していきます。相続や医業承継は、親子何代にもわたって影響する話で、地域医療の存続に大きく関わってきます。実際、気づいたら10年、20年と付き合っていくような人も少なくありません。そんな付き合いができると、私もとても嬉しくなります。

顧客との関係構築は簡単なことではないですし、相続や医業承継はさまざまな要素が絡み、答えは一つではありません。だからこそ、私は一生かけてやるだけの価値がある仕事だと思っています。

長期的な関係構築ができるパートナーの見分け方

長期的な関係構築ができるパートナーを見つけることが重要ですが、問題はそのようなパートナーをどうやって見つけるかということです。

インターネットで情報収集するのか、顧問税理士など知り合いの伝《つ》手《て》で探すのか、方法はさまざまです。今はいずれの方法でも情報を探しやすくなっています。

ただ、ほかの医療法人にとっては良かった人でも、自分には合っていないということも十分あり得ます。特に相続や承継問題は、人によって最適な解決方法が異なるので、最初に出会った人で問題ないとは限りません。さらに、今は情報過多の時代ですから、なおさら一回で決めないほうがいいです。

そのため、相続や承継の相談をする際は、セカンドオピニオンを聞くことが大事で、できればサードオピニオンまで取りたいところです。3者の意見が似たようなものであれば、大まかな着地点は見えてきます。もし、3人ともまったく異なるようであれば、ほかの専門家の意見も聞いたほうがいいです。

このように、認定医療法人制度の期限を意識しながら慎重にパートナー選びをします。絶対とはいえませんが、次の点にあてはまる人であれば、自分にとって長く付き合えるパートナーである可能性が高いです。

・開業医の相続や医業承継の実績が豊富である
・契約を急がせない
・説明が親切で、理解しにくいところを丁寧に教えてくれる
・質問したら丁寧に答えてくれる
・一つの対策や解決策だけでなくさまざまな選択肢を示してくれる

・複数の選択肢を示したうえで、どちらがいいかを一緒に考えてくれる
・提案した解決策のメリットだけでなく、デメリットや問題点についても説明してくれる
・料金設定が明確である
・計画書やシミュレーション資料を示してくれる
・相続、医業承継をしたあとのトラブルが起きた場合に責任を持ってフォローしてくれる
・些細なことであっても、困り事について聞いてくれる
・税理士、弁護士、社会保険労務士、行政書士、ファイナンシャルプランナー、不動産鑑定士、銀行などの専門家とのネットワークがある、もしくは内製化している

例えば、後継者がいないので将来的に持分なし医療法人のM&Aに向かって進むとします。ただ、M&Aは売り手、買い手双方にとってメリット・デメリットがあるので双方のマッチングがとても重要です。売り手にとっては営業権を担保するために価値の高い状態で引き継ぐことが重要です。そのため、内外装や医療機器をどうするかということに加え、集患や労務問題の改善など多岐にわたる注意点や検討事項があります。

本来であれば、M&Aの際に、さまざまなことを検討して問題点を抽出しておかなければいけません。解決しておかなければいけないことを考えずに、ただM&Aを進めると、あとになってデメリットが顕在化してしまうこともあります。承継後に買い手とのトラブルに発展することもあります。

実際、「なぜ検討しなかったのですか？」と聞くと、「誰からも言われなかったから、気づかなかった」と言われることがあります。知らないことに対して何か対策することはできません。日々診療に忙しい医師が、専門外のことまで調べるには無理があります。よって、関わった専門家がデメリットや問題点を抽出して、一緒に解決する方向に向かっていく姿勢が求められます。

特に長期間パートナーとして関わろうとするなら、「なぜアドバイスしてくれなかったのか？」と言われるようなことはできません。もし、何かトラブルがあったとしてもフォローする体制が必要です。そのため、強引に契約を進めようとしたり、デメリットや問題点を説明してくれなかったりする場合は、長く関わることは難しいのです。

私は場合によっては、「こんなこと言ったら嫌われるかな？」と思えるようなことでも、重要なことであれば遠慮なく言います。そうでなければ単なるイエスマンになってしまい、本質的な改善に支障が出てしまいます。それではお互い不幸になるだけです。

目先の問題だけでなく50年、１００年先の地域医療に関わる

余談ですが、私には海外のプライベートバンカーの友人がいます。海外のプライベートバンカーは、50年、１００年先を見据えて、顧客の生涯のパートナーとして長期的に資産運用のサポートをします。

5年、10年というスパンではありません。本気で2～3代にわたって富裕層をサポートするスタンスで仕事をしています。その場限りのことだけでなく、長期的目線で顧客の人生に関わるつもりで話をしないとプライベートバンカーは務まらないのです。

日本ではあまりなじみのない考え方ですが、資産コンサルタントとして、海外のプライベートバンカーの存在は、私の目指しているところに近いものがあります。

もちろん時間はかかりますし、幅広いノウハウと知識、組織体制が求められます。だからこそ、私は「顧客の相談にはすべて乗る」というスタンスで、税務や労務、相続、医業

承継、個人のプライベートな問題すべてにおいて相談に乗れる体制を整えてきました。税理士などの有資格者しかできない業務であれば、自分のネットワークで紹介できますから、あらゆる側面で顧客をバックアップできます。

これは、海外のプライベートバンカーと同様に、50年、１００年先を見据えて顧客の財産を守り、医療法人を存続させたいという想いがあるからです。組織的なサポート体制ができれば、仮に私が死んだ場合でも、引き続き顧客をサポートすることができます。「私が死んだら、あとのことは知りません」では、あまりに無責任です。

長年数多くの医療法人の理事長と接してきて、似たような想いを持っている人が多いと感じています。自分や家族の財産を守ることはもちろん、２代、３代先まで地域医療を守り続けたいという志を持っているのです。

地域住民によって、医療機関は命や健康を守る大切な手段です。何かあったときに助けてもらえると思えるからこそ、地域住民は安心して暮らすことができます。実際、住む場所を考える際、「近くにどんな病院があるか」は気になります。例えば、妊娠した女性であれば、近くに頼りになる産婦人科があれば安心して住むことができます。

医療法人の存在は、それくらい大きな社会資源であり、地域住民にとっては命綱なのです。そんな医療法人が、莫大な相続税の支払いや、出資持分に関するトラブルで存続できないとなると、地域社会への影響は計りしれないものになります。特に長年地域住民から信頼されてきた医療法人ほど、その影響は大きくなってしまいます。

相続や医業承継対策は、自分や家族を守ることと同時に、大切な地域住民の命を守るものでもあります。もちろん、閉院して医療法人を解散することも一つの選択肢です。ただ、その場合は閉院時のコストや、患者やスタッフの引き継ぎなどを慎重に検討して長時間かけて行う必要があります。相続の問題で、突然閉院しなければいけない事態は避けなければいけません。

認定医療法人制度を知ることは、理事長が医療法人を将来どのように承継していきたいか考える良いタイミングだと思います。家族みんなが納得して、笑顔になれる円満相続は、医療法人の存続に直結する問題です。何も思い残すことなく後継者に承継し、家族も幸せに暮らせるハッピーな相続を目指していきたいものです。

おわりに

私が相続や事業承継に関する業務に携わるようになったのは、銀行員時代の30代の頃からです。私が昔から心がけていることは、その場限りの利益ではなく、50年、100年を見据えたサポートで、長期的な顧客のパートナーとなることです。

と言いつつ、私が昔から顧客の将来を見据えた長期的なサポートができていたかというと、決してそんなことはありません。恥ずかしい話ですが、銀行員時代、社内評価につながる10億円規模の融資案件を優先して、500万円規模の赤字会社の融資をないがしろにしたことがあります。自分が大きな案件にかまけて仕事をしていないだけなのに、500万円の融資を申し込んだ人に「当行では融資は難しい」と嘘をついたのです。

当時の私は仕事に追われてしまい、一日2時間程度の睡眠しか取れないほど忙しい時期でした。今振り返ると、多忙であることを言い訳にして、「仕事をがんばっているのだから、仕方ない」と甘えていました。

結局、私のついた嘘は、融資を申し込んだ人にばれてしまい、当然、その場限りで縁が切れてしまいました。

10億円の融資だろうが、５００万円の融資だろうが、会社の将来や経営者、従業員、顧客の人生に大きく関わることは変わりません。そんな一番大事なことを私は分かっていなかったのです。

以降、私は一人の顧客をないがしろにせず、一生関わるつもりで仕事をしようと決めました。上司からは「そんな案件に時間をかけるな」と言われても、顧客に対して時間をかけてベストな方法を考えました。

数年後、銀行を退職して独立した際、思った以上に当時の顧客から連絡がありました。「数年前に助けていただいたおかげで、今も自宅が残っています」などの感謝の連絡です。

今仕事したことが、すぐに感謝されたり、評価されたりしないこともあります。しかし、一生かけるつもりで仕事に取り組むと、あとになって感謝してもらえることもあるのです。数年では見えてこなくて、10～20年かかるかもしれません。ただ、銀行員時代から独立後の現在を通じて、いずれ自分のしてきたことが良いことも悪いことも自分に返ってくるということは確信しました。ここまでの話は、資産コンサルタントとして独立した現在、社員によく伝えていることです。

相続・医業承継の問題は、顧客とその家族、スタッフ、地域の患者、そして、何より次の世代に大きく関わります。それだけに、医療法人の理事長が一生かけて築き上げた財産をどうするか、長期的目線で考えなければいけません。手を抜いたら必ず顧客に伝わってしまうのです。一つひとつが真剣勝負ですが、10年、20年、そして次の世代に関わることが仕事の醍醐味と考えています。

私は、顧客との関係を１００年続けることを目指しています。長期的に顧客と関わるなら、私が将来次世代に事業を引き継いでも大丈夫であるように、組織的な体制をつくり上げていかなければいけません。現在は税理士事務所の立ち上げを計画中です。病気になって挫折しかけたこともありましたが、窓口を一本化して、横断的に問題点を抽出して長年サポートできる体制ができつつあります。

認定医療法人制度は、親族要件や役員数の縛りがなくなるなど、以前より活用しやすくなっており、相続税対策、円満相続にはとても有効な制度です。期限が迫っていますし、医療法人の規模や財務状況にかかわらず、持分あり医療法人であれば一度は真剣に検討すべき課題です。

ただ、認定医療法人制度は、相続・医業承継対策のきっかけにすぎません。出資持分をどうするかはもちろん、誰に医業を継ぐか、ほかの資産をどう引き継ぐか、不動産や生命保険、有価証券などをどう活用するかを考えていく必要があります。相続・医業承継問題の答えは一つではないので、じっくりと検討しなければいけません。今まで築き上げた資産を残すことで、残された家族や病院・クリニックで働く人々、地元の患者を何世代にもわたって幸せにすることができます。

読者の皆様の円満な相続・医業承継の実現と、地域医療の永続を祈念しております。

2024年7月

井元 章二

井元章二（いもと　しょうじ）
大分県別府市出身。1級ファイナンシャルプランニング技能士（国家資格）、ＡＦＰ（アフィリエイテッド・ファイナンシャル・プランナー）、相続診断士。
１９９０年３月国立大分大学経済学部卒業後、みずほ銀行（旧第一勧業銀行）入行。融資業務・ファイナンシャルプランニング業務に従事。２００９年２月、フィナンシャル・デザイン株式会社設立、代表取締役就任。２０１７年９月、別府オフィスを新築オープン、２０２０年４月門前薬局を買収し有限会社ＦＤファーマシー代表取締役就任。

本書についての
ご意見・ご感想はコチラ

相続破産を防ぐ
認定医療法人制度活用のススメ

二〇二四年七月二八日　第一刷発行

著　者　井元章二
発行人　久保田貴幸
発行元　株式会社　幻冬舎メディアコンサルティング
〒一五一-〇〇五一　東京都渋谷区千駄ヶ谷四-九-七
電話　〇三-五四一一-六四四〇（編集）
発売元　株式会社　幻冬舎
〒一五一-〇〇五一　東京都渋谷区千駄ヶ谷四-九-七
電話　〇三-五四一一-六二二二（営業）
印刷・製本　中央精版印刷株式会社
装　丁　弓田和則

検印廃止

Printed in Japan　ISBN 978-4-344-94816-7 C0033
幻冬舎メディアコンサルティングＨＰ　https://www.gentosha-mc.com/